AF434230

Libérez-vous de la douleur chronique

Carl Tétillon

Libérez-vous de la douleur chronique

Apprenez à votre cerveau à mettre fin à la douleur

Clause de non-responsabilité et dispositions générales

Ce livre fournit des informations générales et des discussions sur la santé, en particulier la douleur chronique et des sujets connexes.

L'auteur de ce livre n'est pas médecin ou professionnel de santé. Par conséquent, les informations et conseils fournis dans ce livre, ou dans tout autre matériel lié, ne doivent pas être interprétés comme des diagnostics, avis ou conseils médicaux ou psychologiques. De même, ces informations et conseils ne remplacent pas une expertise, un diagnostic ou un traitement médical ou psychologique de la part de médecins ou professionnels de santé.

Si vous souffrez de douleur chronique, il est indispensable de consulter un médecin spécialisé (rhumatologue, algologue) pour déterminer si cette douleur a une origine structurelle ou médicale et accéder à un traitement adapté.

L'utilisation des informations fournies dans ce livre est de votre responsabilité. L'auteur de ce livre ne pourra être tenu responsable des conséquences de cette utilisation.

Avant-propos

Je me rappelle encore le jour où un rhumatologue m'annonça que j'avais une fibromyalgie… Je souffrais de douleurs chroniques depuis déjà plusieurs années et, jusqu'à présent, aucun médecin ne semblait comprendre leur origine. Lui a posé un diagnostic, en m'indiquant par la même occasion que les causes de la fibromyalgie étaient encore incomprises. Puis, il a conclu en me disant que je souffrirais toute ma vie et que, en plus, je devrais m'habituer aux médicaments antidouleur. À 28 ans seulement, ces mots auraient pu me plonger dans un profond désespoir, mais finalement ; ils ont eu l'effet inverse et m'ont incité à continuer mes recherches au sujet de la douleur chronique.

Quelques semaines plus tard, j'ai lu un livre du Docteur John Sarno sur le lien entre le cerveau, les émotions et la douleur chronique. Après avoir mis en place ses conseils, les premiers effets positifs sur mes douleurs se sont immédiatement fait ressentir. J'ai compris que j'étais sur la bonne voie en explorant le rôle du cerveau dans la douleur. J'ai donc décidé de poursuivre mes recherches sur le sujet et j'ai découvert la thérapie de reconditionnement de la douleur (PRT), développée par Alan Gordon. Cette thérapie novatrice, orientée sur le rôle du cerveau dans la douleur, comprend un ensemble d'outils psychologiques et somatiques visant à réajuster le système de la douleur quand celui-ci est trop actif. Sa grande efficacité a notamment été démontrée dans une étude scientifique publiée en 2021[1]. La mise en pratique de cette thérapie m'a beaucoup aidé et mes douleurs ont considérablement diminué. Enthousiasmé par ces résultats, j'ai décidé que cette thérapie, provenant des États-Unis et jusque-là inconnue en France, méritait d'être partagée avec les personnes souffrant de douleurs chroniques. J'ai lancé une chaîne YouTube sur le sujet et je me suis formé à l'approche corps-esprit et plus particulièrement à la PRT. Une fois mes formations terminées, j'ai commencé à proposer des consultations en France, déterminé à transmettre cette approche novatrice.

Nous voici maintenant sept ans plus tard et, contrairement à la prédiction de mon rhumatologue, je n'utilise pas d'antidouleur et je ne souffre plus de douleurs chroniques. Il m'arrive encore de ressentir des tensions physiques ponctuellement, lorsque je me sens stressé, mais je suis convaincu que ces inconforts résiduels finiront par disparaître eux aussi. À vrai dire, mon cas n'est pas isolé et des milliers de personnes à travers le monde se libèrent chaque jour de la douleur chronique grâce à une approche corps-esprit, telle que la PRT. J'en suis moi-même régulièrement témoin dans le cadre de ma pratique.

Lors des dernières années, j'ai, en effet, eu la chance d'accompagner un grand nombre de personnes touchées par la douleur chronique. J'ai ainsi pu explorer en détail la PRT et être témoin

---

[1] Ashar Y.K. et al ; Effect of pain reprocessing therapy vs Placebo and usual care for patients with chronic back pain, a randomized clinical trial ; 2021, JAMA Psychiatry. 98 % des participants à cet essai contrôlé randomisé ont ressenti une diminution de leurs douleurs et 66 % ont déclaré ne plus avoir de douleurs, ou presque plus, à la fin de la thérapie. Ces résultats ont été maintenus un an après. En comparaison, seulement 10 % des patients ayant bénéficié d'une prise en charge classique et 20 % de ceux ayant reçu un placebo ont rapporté une amélioration similaire.

des effets profondément bénéfiques qu'elle pouvait avoir. Cette expérience m'a permis de développer une approche corps-esprit visant à accompagner les personnes souhaitant se libérer de la douleur chronique. Cette approche s'est progressivement affinée avec l'expérience, et se précisera sans doute encore dans les années à venir. Je pense toutefois qu'elle est suffisamment complète et réfléchie pour aider les personnes souffrant de douleurs chroniques, et ce, dès maintenant. Ce livre a donc pour objectif de transmettre cette approche qui, je le souhaite humblement, aidera certains d'entre vous.

TABLE DES MATIÈRES

Introduction

Ces dernières décennies, plusieurs approches basées sur la psychologie et les neurosciences ont vu le jour pour aider les personnes souffrant de douleurs chroniques. Parmi celles-ci figurent l'approche du docteur John Sarno concernant le STM (**s**yndrome de **t**ension **m**usculaire), et celle d'Alan Gordon dénommée « thérapie de reconditionnement de la douleur » (*Pain Reprocessing Therapy* en anglais).

Ce livre est inspiré de ces approches, de mon vécu avec la douleur chronique, ainsi que de mon expérience de thérapeute spécialiste de la douleur chronique et de l'approche corps-esprit. Ce livre est plus particulièrement dédié à la douleur nociplastique, également appelée douleur neuroplastique, qui vous sera présentée en détail dès le premier chapitre.

Ce livre est destiné à toutes les personnes souffrant de douleurs chroniques et souhaitant découvrir une nouvelle approche pour les diminuer, mais aussi à celles ayant déjà connaissance des méthodes thérapeutiques respectives du Dr Sarno et/ou d'Alan Gordon et souhaitant être guidées dans leur mise en pratique. Ce livre s'adresse plus spécifiquement aux personnes reconnaissant leur situation dans un ou plusieurs des exemples suivants :

- Les médecins ne comprennent pas l'origine de vos douleurs et ne vous ont pas donné de diagnostic, vous êtes pour eux « un mystère ».
- On vous a diagnostiqué des douleurs nociplastiques ou neuroplastiques, par exemple, une fibromyalgie.
- On vous a dit que votre cerveau avait appris la douleur ou que vous aviez une hypersensibilité à la douleur.
- Vos douleurs se comportent de façon incohérente : elles se déplacent d'un endroit du corps à un autre, varient en intensité sans raison apparente, diminuent lors d'une activité plaisante ou quand vous êtes concentré.
- Vous avez mal au dos ou à la nuque de façon chronique, vous avez des signes d'usure normale des structures vertébrales qui n'expliquent pas l'intensité ou la localisation de vos douleurs.
- Vous avez tendance à craindre la douleur, à dramatiser, à vous agacer ou à désespérer lors d'épisodes douloureux.
- La douleur est devenue le centre de votre vie, comme une obsession.
- Vous avez remarqué un lien entre vos émotions, notamment le stress ou l'anxiété, et vos douleurs.
- Vous évitez certaines activités, certains mouvements ou certaines positions à cause de la douleur.
- Vous avez mal depuis des années sans qu'aucun traitement ne fonctionne suffisamment, et vous avez l'impression d'avoir tout essayé.
- Vous avez entendu parler des douleurs neuroplastiques, des travaux de John Sarno et/ou d'Alan Gordon, et cela a résonné en vous.
- Vous êtes simplement curieux de découvrir une nouvelle approche pour gérer votre douleur chronique.

Si vous souffrez de douleur chronique, il est évidemment indispensable de consulter un médecin spécialisé (rhumatologue, algologue) pour déterminer si cette douleur a une origine structurelle ou médicale. Ce livre n'a pas pour objectif de se substituer à un diagnostic ou à un traitement médical.

Les différents aspects de ce livre vous permettront d'acquérir des connaissances de base sur les mécanismes de la douleur chronique et vous guideront dans une approche pratique visant à vous en libérer.

Le premier chapitre est consacré à la compréhension des mécanismes de la douleur, en particulier la douleur neuroplastique. Cette partie théorique peut sembler ennuyeuse, mais elle est nécessaire pour entrevoir une diminution de vos symptômes. Lors de mes consultations, j'ai rencontré trop de personnes à qui on avait diagnostiqué une fibromyalgie sans même leur expliquer comment fonctionnait le système de la douleur. Or, la compréhension des mécanismes de la douleur est un prérequis nécessaire pour débuter un travail thérapeutique efficace. Cette compréhension peut parfois suffire à diminuer la peur de la douleur et procurer un premier soulagement des symptômes.

CHAPITRE 1

Comprendre la douleur chronique et comment elle se développe

I.   Définition de la douleur chronique

Selon l'IASP (association internationale pour l'étude de la douleur), la douleur est une expérience sensorielle et émotionnelle désagréable, associée ou ressemblant à celle associée à des lésions tissulaires réelles ou potentielles. La douleur chronique est une douleur qui persiste ou réapparaît pendant plus de trois mois. C'est une affection fréquente, touchant environ 20 % des personnes dans le monde.

Les trois types de douleurs chroniques

L'IASP définit trois types de douleurs[2] :

---

[2] Source : iasp-pain/org

1. La douleur nociceptive est une douleur résultant d'une lésion réelle ou imminente des tissus non neuraux et due à l'activation des nocicepteurs[3]. Ce terme est utilisé pour décrire la douleur survenant avec un système nerveux somatosensoriel[4] fonctionnant normalement, par contraste avec le fonctionnement anormal observé dans la douleur neuropathique. La voie nociceptive est, par exemple, celle qui s'active lors de la déchirure d'un muscle.

2. La douleur neuropathique est une douleur causée par une lésion ou une maladie du système nerveux somatosensoriel. C'est une description clinique qui nécessite une lésion démontrable ou une maladie répondant à des critères diagnostiques neurologiques établis. La douleur neuropathique peut, par exemple, résulter de la lésion d'un nerf périphérique.

3. La douleur nociplastique ou neuroplastique résulte d'une altération de la nociception[5]:
   - Malgré l'absence d'évidence claire de lésion de tissus ou de menace de lésion causant l'activation des nocicepteurs périphériques (par opposition aux douleurs nociceptives) ou
   - Malgré l'absence d'évidence de maladie ou de lésion du système nerveux somatosensoriel causant la douleur (par opposition aux douleurs neuropathiques).

---

[3] Récepteurs sensoriels à seuil élevé du système nerveux somatosensoriel périphérique, capables de transduire et de coder des stimuli nocifs.

[4] Le système somatosensoriel est un composant du système nerveux qui détecte et permet la perception de la douleur, de la température, de la position et des mouvements de la tête et du corps, ainsi que du toucher.

[5] Processus neuronal de codage des stimuli nocifs.

La douleur neuroplastique est donc une douleur ne résultant pas d'une lésion ou d'une maladie, contrairement aux douleurs nociceptives et neuropathiques. La douleur neuroplastique est très répandue, comme nous le verrons par la suite.

II.   Rôle et mécanisme de la douleur

La douleur est un système d'alarme, dont le rôle est de protéger et de préserver l'intégrité physique. Lorsque vous touchez une plaque très chaude, les nocicepteurs situés sur votre main vont envoyer un signal électrique jusqu'au cerveau. Le cerveau va traiter ce signal, comprendre que la situation est dangereuse et produire une douleur que vous ressentirez sur votre main. Cette douleur vous indiquera qu'il faut la retirer pour éviter de vous blesser ou d'aggraver la blessure. Plus généralement, la douleur vous indique de vous mettre au repos pour que le mécanisme de guérison prenne place. En principe, lorsque la guérison est atteinte, la douleur a disparu.

La douleur sert donc parfois de symptôme avertissant d'un problème médical ou d'une blessure. Un examen approfondi auprès d'un médecin spécialisé est toujours nécessaire et permettra de déceler la présence éventuelle d'un problème structurel ou médical causant des douleurs nociceptives ou neuropathiques.

Il est toutefois fréquent qu'aucune cause ne soit trouvée ou que les anomalies structurelles relevées ne soient pas suffisantes pour expliquer les douleurs, leur intensité, leur comportement, ou leur localisation. En effet, de nombreuses formes de douleurs chroniques ne sont souvent pas le résultat de causes structurelles, mais prennent leur source dans le cerveau. Un médecin peut alors poser le diagnostic de douleur nociplastique ou neuroplastique, de fibromyalgie ou encore, de syndrome de sensibilisation centrale. Les douleurs neuroplastiques restent toutefois insuffisamment diagnostiquées en France et de nombreux patients font face aux limites des spécialistes concernant la compréhension et le traitement de ce type de douleurs. C'est d'ailleurs pourquoi de nombreuses personnes souffrant de douleurs chroniques se sentent abandonnées ou démunies face à l'impuissance du corps médical.

III. Le développement de la douleur neuroplastique

1) Le principe de la plasticité neuronale

Comme tout système d'alarme, celui de la douleur peut se dérégler et une douleur chronique peut se développer. Ce dérèglement résulte de la capacité du cerveau à s'adapter et se modifier en permanence, et apprendre des comportements. C'est le principe de la plasticité neuronale ou neuroplasticité. C'est notamment grâce à la neuroplasticité que nous pouvons apprendre à jouer d'un instrument. Lorsque nous pratiquons, des voies neuronales se créent dans le cerveau afin de garder en mémoire cet apprentissage. Ainsi, avec la répétition, il devient de plus en plus naturel et automatique de jouer. En réalité, des voies neuronales se créent à chaque fois que nous apprenons un comportement, ce qui est également le cas pour la douleur. Or, plus nous faisons l'expérience de la douleur, plus nous empruntons facilement ces chemins neuronaux. La douleur devient ainsi une habitude et il devient, là aussi, naturel et automatique d'avoir mal. Cette habitude résulte en grande partie de notre réponse à la douleur qui, bien souvent, nourrit le cycle douloureux. Par ailleurs, nous nourrissons la douleur en lui prêtant attention, en l'anticipant et en la craignant. Nous verrons le rôle prédominant de la peur dans le développement et le maintien de la douleur chronique au chapitre 2. Heureusement, tout comme votre cerveau peut apprendre la douleur, il peut la « désapprendre ». C'est l'objet de l'approche développée dans ce livre.

2) *La douleur neuroplastique résulte d'un danger perçu par le cerveau*

La douleur est donc un système de protection nous prévenant d'un danger et, dans le cas de la douleur neuroplastique, ce danger n'est pas réel, car il ne reflète pas la présence d'une lésion ou d'un problème médical. C'est ce qu'on appelle un *danger perçu*. Bien que le danger ne soit pas réel, je tiens à préciser que la douleur elle, l'est bel et bien. Il n'existe d'ailleurs pas de fausses douleurs.

Alan Gordon, psychologue à l'origine de la thérapie de reconditionnement de la douleur, propose une excellente analogie pour expliquer la douleur neuroplastique[6] : imaginez que vous portiez une aide auditive. Lorsque quelqu'un vous parle à un volume de 2 sur 10, si vous augmentez le volume de cette aide auditive, vous l'entendrez à un volume de 7 sur 10. C'est la même chose avec la douleur neuroplastique. Il y a un bouton de volume dans votre cerveau. Si le bouton de volume est augmenté, vous pouvez interpréter les informations de la vie quotidienne comme plus fortes qu'elles ne le sont. Par exemple, si quelqu'un ne souffrant pas de douleur est assis, ses muscles du dos travaillent et envoient des informations électriques à un niveau de 2 sur 10 au cerveau, qui les interprète avec précision et ne produit pas de douleur. Chez une personne souffrant d'une

---

[6] Source : formation à la thérapie de reconditionnement de la douleur (PRT *certification training*, Pain Psychology Center of Los Angeles).

douleur neuroplastique au dos, les muscles du dos travaillent de la même façon et les mêmes informations électriques à 2 sur 10 sont envoyées au cerveau. Mais le cerveau les interprète comme des sensations à 7 sur 10, des sensations dangereuses ; ce faisant, il crée une douleur en réponse. L'élément qui détermine si le bouton de volume est augmenté ou diminué est le niveau de danger que le cerveau perçoit. Toutes les personnes souffrant de douleur chronique neuroplastique ont une même peur : « Il doit se passer quelque chose dans mon corps qui cause la douleur » et, tout naturellement, lorsque le cerveau perçoit un danger et croit que le corps est endommagé, il maintient le signal douloureux.

IV. Quelques exemples de douleurs neuroplastiques

La douleur neuroplastique résulte donc d'un système de la douleur ou, plus généralement, d'un système nerveux central trop réactif à des stimuli ordinaires. Lorsque le système nerveux est en état d'alerte, les symptômes pouvant en découler sont nombreux. En voici deux exemples.

1) Le mal de dos

Qualifié de mal du siècle, le mal de dos touche des millions de personnes à travers le monde. On estime que 80 % des gens seront amenés à souffrir d'un mal de dos au cours de leur vie. Chaque année, environ 15 à 20 % des adultes souffrent de douleurs du bas du dos (douleurs lombaires ou lombalgies), représentant ainsi l'une des principales causes de handicap dans la population active. Des anomalies de la colonne vertébrale sont souvent mises en avant, à tort, comme l'une des raisons principales de ces douleurs. En réalité, il s'agit pour la majorité des cas de l'usure normale des structures, se produisant à partir de l'âge de 20 ans. En 1999, une étude[7] montrait déjà que la majorité des personnes sans douleurs au dos présentaient des dégénérescences ou protrusions discales. Les auteurs avaient d'ailleurs conclu qu'il n'existait aucun lien de causalité entre des anomalies de structures de la colonne vertébrale et la présence de douleurs lombaires. Une étude[8] plus récente a montré que la dégénérescence discale lombaire est présente chez 40 % des individus âgés de moins de 30 ans, et chez plus de 90 % de ceux âgés de 50 à 55 ans. Une autre étude[9] a montré que chez les jeunes adultes en bonne santé âgés de 20 à 22 ans et ne présentant pas de douleurs au dos, 48 % avaient au moins un disque dégénératif et 25 % un renflement de disque.

Les études scientifiques tendent donc à montrer que de nombreuses douleurs de dos ne résultent pas nécessairement des anomalies structurelles observées à l'imagerie médicale. Ainsi, bien qu'il soit indispensable d'écarter toute cause physique pouvant être à l'origine d'une douleur chronique de dos, il convient d'être prudent sur l'interprétation des anomalies pouvant être relevées et leur lien avec la douleur. Il existe de nombreux témoignages de personnes s'étant libérées de leurs douleurs chroniques au dos en appliquant une approche corps-esprit similaire

---

[7] Maureen C Jensen et al, *Magnetic resonance imaging of the lumbar spine in people without back pain ;* The New England Journal of Medicine ; 1994, Vol 331, no2
[8] Cheung KM et al, *Prevalence and pattern of lumbar magnetic resonance imaging changes in a population study of one thousand forty three individuals.* Spine (Phila Pa 1976), 2009 Apr 20 ; 34 (9) : 934-40
[9] Takatalo J. et al, *Prevalence of degenerative imaging findings in lumbar magnetic resonance imaging among young adults,* Spine (Phila Pa 1976), 2009 Jul 15 ; 34 (16) 716-21.

à celle décrite dans ce livre, alors que les médecins considéraient qu'elles résultaient d'une hernie discale ou d'une discopathie. J'ai moi-même pu l'observer au cours de mes consultations.

J'ai notamment le souvenir d'un homme qui était venu me consulter en lien avec des douleurs chroniques au dos que les médecins expliquaient par la présence d'une hernie discale lombaire. Aucun traitement médical ou manuel n'avait été efficace. Les médecins ne comprenaient pas pourquoi la douleur ne diminuait pas et lui avaient indiqué que cela n'irait certainement pas en s'arrangeant. Par peur, cet homme avait mis en place des mécanismes d'évitement : il ne s'asseyait plus sur son canapé, ne conduisait plus, ne faisait plus d'activités sportives. Je lui ai donc expliqué le principe de la douleur neuroplastique, qui a tout de suite pris un sens pour lui. Nous avons mis en pratique l'approche développée dans ce livre et, en quelques semaines, ses douleurs avaient disparu. Dans ce cas, il me semble que c'est la croyance selon laquelle sa douleur était due à une hernie discale, la peur et les évitements associés, qui maintenaient la perception de danger par le cerveau et donc, la douleur.

2) La fibromyalgie

La fibromyalgie est un syndrome caractérisé par des douleurs musculo-squelettiques généralisées, souvent associées à de la fatigue, des troubles du sommeil, des troubles de la mémoire et de l'humeur. Les symptômes de la fibromyalgie peuvent être multiples et les personnes atteintes peuvent également présenter un syndrome du côlon irritable, des céphalées de tension ou encore des migraines.

Les symptômes peuvent commencer après un événement significatif, tels qu'un traumatisme physique, une intervention chirurgicale, une infection et, plus souvent, un stress psychologique important.

La fibromyalgie est, par définition, un syndrome dont les douleurs sont neuroplastiques. En effet, il n'existe aucune cause physique ou structurelle à l'origine de ce syndrome.

3) *Autres exemples de symptômes neuroplastiques*

Les symptômes neuroplastiques ne se limitent pas aux deux exemples précédents. Au cours de ma pratique, j'ai vu différentes formes de symptômes chroniques répondre à l'approche décrite dans ce livre. Voici quelques exemples de symptômes dont l'origine peut être neuroplastique :

- les maux de tête ;
- les migraines ;
- les céphalées de tension ;
- les maux de ventre ;
- les symptômes liés au syndrome du côlon irritable ;
- les problèmes de reflux ;
- les névralgies ;
- les dorsalgies ;
- les lombalgies ;
- les cervicalgies ;
- les douleurs liées à l'endométriose ;
- les douleurs aux jambes, aux bras, aux mains ;
- les douleurs dans les parties génitales ;
- les acouphènes ;
- les symptômes liés au COVID long ;
- la fatigue chronique, ou encore,

- l'anxiété chronique.

J'ai également observé des expressions multiples de la douleur neuroplastique, comme des tensions musculaires, des raideurs, des brûlures ou des fourmillements. Par exemple, il est habituel d'observer de fortes contractures musculaires chez une personne souffrant de douleur neuroplastique. Toutefois, la forte contraction de ces muscles n'est pas la cause des douleurs, mais une conséquence. La cause se trouve dans le cerveau : c'est le système de la douleur qui perçoit un danger, pourtant inexistant et qui, par conséquent, déclenche des symptômes, tels que des contractures.

V. Ce qu'il faut retenir sur la douleur neuroplastique

Pour conclure ce premier chapitre, voici ce qu'il faut retenir sur la douleur neuroplastique :

- La douleur neuroplastique est une douleur qui ne résulte pas d'un problème physique ou médical, mais prend sa source dans le cerveau.
- La douleur neuroplastique est bien réelle, mais elle résulte de dangers non réels perçus par un cerveau trop vigilant.
- Il existe de nombreuses formes de douleurs neuroplastiques. Nous verrons au chapitre 3 les critères permettant de déterminer si votre douleur semble être neuroplastique.

CHAPITRE 2

Les émotions et la douleur chronique

I. La découverte du STM (syndrome de tension musculaire)

Les émotions jouent un rôle particulièrement important dans la douleur chronique. John Sarno, médecin américain (1923-2017), fut l'un des pionniers de l'approche corps-esprit. Au cours de sa carrière, il a aidé de nombreuses personnes à se libérer de la douleur chronique. C'est lui qui a créé le terme de STM (**s**yndrome de **t**ension **m**usculaire) pour décrire l'ensemble des symptômes, tels que les douleurs chroniques, pouvant résulter d'émotions refoulées.

II. Le rôle des émotions dans la douleur chronique

Comme expliqué au chapitre précédent, la douleur est un signal d'alarme qui permet de protéger l'intégrité physique. Mais parfois, ce signal peut s'activer, y compris en l'absence de dommages structurels ou de danger physique réel. Dans ce cas, le danger perçu par le cerveau peut être émotionnel.

Selon John Sarno[10], la douleur est en effet un mécanisme de protection contre des émotions inconscientes qui sont considérées trop dangereuses (ou douloureuses) par le cerveau. La douleur agit donc comme un mécanisme de défense psychologique. Pour éviter aux émotions inconscientes considérées comme dangereuses de faire surface dans la conscience d'une personne, le cerveau produit une douleur afin que cette personne lui porte toute son attention. Ainsi, la diversion est réussie : la douleur devient une source de préoccupation, tandis que l'aspect psychologique et les émotions inconscientes difficiles restent enfouies dans l'inconscient.

Ce postulat de John Sarno a fait suite à l'observation de ses patients atteints de douleurs chroniques, chez qui il existait généralement des épisodes de stress au moment du déclenchement de la douleur ou des traumatismes émotionnels préalables. En effet, les douleurs neuroplastiques se déclenchent généralement lors d'une période de vie particulièrement difficile ou stressante ou peu après. Un événement de vie psychologiquement éprouvant (difficultés au travail, séparation, perte d'un proche, dispute, opération chirurgicale) peut donner lieu à des émotions douloureuses (tristesse, colère, anxiété) pouvant être considérées comme dangereuses par le cerveau, activant ainsi le système de la douleur.

Selon Sarno, ce sont donc les émotions douloureuses refoulées, et notamment la colère, qui sont à l'origine de la douleur. Ces émotions proviennent selon lui des sources suivantes :

---

[10] Source : *Le meilleur antidouleur c'est votre cerveau* ; John Sarno ; 2015

- de l'enfance ;
- de la pression que l'on s'impose à soi-même, résultant souvent d'une personnalité déterminée, perfectionniste ou vertueuse ;
- des pressions de la vie quotidienne.

D'un point de vue physiologique, Sarno considère que les sentiments inconscients qui menacent d'éclater se manifestent par la douleur, car le cerveau produit des substances chimiques de stress qui modifient les réponses du corps. Lorsque le cerveau perçoit un danger, comme une émotion difficile, la personne concernée entre dans un état de « combat ou fuite ». L'oxygène quitte les tissus des muscles pour se diriger vers les organes les plus vitaux. Il en résulte un manque d'oxygène et une baisse du flux sanguin dans les muscles concernés, ce qui crée la douleur.

Plus tard, l'approche émotionnelle de Sarno a été enrichie par le développement des neurosciences, et notamment les travaux d'Alan Gordon.

III. La peur et la douleur chronique

1) Alan Gordon et ses travaux

Alan Gordon est le directeur du centre de psychologie de la douleur des États-Unis, et l'un des créateurs de la thérapie de reconditionnement de la douleur. Bien que l'approche d'Alan Gordon s'inspire en partie des travaux de Sarno sur les émotions refoulées, celle-ci s'articule davantage autour des neurosciences et de la capacité du cerveau à se modifier et apprendre des comportements (voir chapitre 1). Alan Gordon a plus particulièrement mis en avant le rôle de la peur dans la douleur chronique.

2) *Le rôle central de la peur dans la douleur chronique*

La peur se définit comme une émotion d'angoisse éprouvée en présence ou à la pensée d'un danger, réel ou supposé. La peur est donc une émotion utile, car elle permet de nous protéger. Des études récentes s'accordent à dire que le système de la peur n'aurait pas évolué depuis la préhistoire, une époque où les dangers mortels étaient bien plus importants qu'aujourd'hui. Par exemple, l'homme devait se protéger d'animaux prédateurs, tel que le tigre à dents de sabre ! Ce n'est plus le cas aujourd'hui, mais il semble que notre cerveau n'ait pas encore compris le message. Il en résulte que notre cerveau peut interpréter des choses « ordinaires » de la vie quotidienne comme si notre vie en dépendait. Notre cerveau est en état d'alerte, ce qui déclenche l'activation du système de la douleur.

3) *La peur est le carburant de la douleur chronique*

Dans le cas de la douleur neuroplastique, la façon dont nous réagissons à la douleur détermine si le signal d'alarme reste activé ou s'éteint. Lorsque nous réagissons à la douleur par la peur, cela renforce la perception de danger par le cerveau et la douleur persiste. Au contraire, si nous surmontons notre peur, cela diminue la perception de danger par le cerveau et la douleur peut cesser. La peur est en quelque sorte le carburant de la douleur chronique.

Comme le précise Alan Gordon dans ses travaux[11], ce qui s'applique à la peur se voit également pour les émotions difficiles, comme la frustration, la colère, la tristesse et le désespoir.

---

[11] Source : *Formation à la thérapie de reconditionnement de la douleur* (*PRT certification training*, Pain Psychology Center of Los Angeles).

Ces émotions semblent différentes de la peur, mais elles ont une chose en commun : elles nous poussent à fuir la douleur. Ces émotions, au même titre que la peur, peuvent donc maintenir nos signaux de danger activés. Ainsi, lorsqu'il est question de surmonter la peur, il convient d'inclure l'ensemble des émotions difficiles pouvant être ressenties concernant la douleur.

4) Notre réaction à la douleur détermine si elle s'installera de façon durable

La manière dont nous réagissons à la douleur est donc un prédicteur important pour déterminer si celle-ci deviendra chronique[12].

Voici un exemple pour illustrer ce point.

M. A. se penche pour ramasser un carton et ressent une vive douleur dans la région lombaire. Dans les heures qui suivent, il ressent une douleur en se penchant et en marchant. M. A. ne s'inquiète pas et se dit qu'elle passera d'ici quelques jours. Malgré la douleur, il continue de s'exposer raisonnablement aux activités sources de douleur. Il se penche pour ramasser des objets, il marche. Le cerveau de M. A. interprète la situation et la douleur comme étant sans danger, ce qui désactive progressivement le signal de la douleur. Après quelques jours, la douleur diminue, puis disparaît rapidement.

---

[12] *Fear of Pain as a Prognostic Factor in Chronic Pain: Conceptual Models, Assessment, and Treatment Implications* ; *Curr Pain Headache Rep. 2010 April ; 14(2): 88–95.*

M. B. se penche pour ramasser un carton et ressent une vive douleur dans la région lombaire. Dans les heures qui suivent, il ressent une douleur en se penchant et en marchant. M. B. s'inquiète sérieusement et se dit qu'il doit faire attention aux activités et mouvements qu'il effectue. À cause de la douleur, il évite radicalement de s'exposer aux activités sources de douleur. Il ne se penche plus pour ramasser des objets, évite de marcher. Le cerveau de M. B. interprète la situation et la douleur comme étant dangereuses, ce qui maintient le signal de la douleur activé. La douleur persiste et s'installe de façon durable.

Cet exemple montre l'importance de notre réaction à la douleur. Si nous nous inquiétons, dramatisons et entrons dans des comportements d'évitement, cela augmentera le niveau de danger perçu par le cerveau, qui continuera d'activer le signal de la douleur. Au contraire, si nous ne dramatisons pas, continuons à nous exposer, même de façon modérée, à des activités sources de douleur, nous envoyons le message au cerveau que nous n'avons pas à craindre cette douleur et que nous sommes en sécurité. Le signal de la douleur peut alors s'arrêter progressivement.

IV. Le lien entre les travaux de John Sarno et ceux d'Alan Gordon

Je vous propose maintenant de faire le lien entre les premiers travaux de John Sarno et les récentes découvertes des neurosciences, concernant la douleur chronique. Il existe entre les deux un socle commun qui consiste à basculer vers un nouveau paradigme : « Ma douleur n'a pas d'origine physique, mais prend sa source dans le cerveau ». Ce changement de perspective est commun à toutes les nouvelles thérapies psychologiques autour de la douleur chronique, et il est indispensable si l'on souffre d'une douleur chronique pour laquelle aucune origine physique n'a été établie avec certitude. De nombreux lecteurs ont décrit une diminution importante de leurs symptômes à la lecture des livres de Sarno ou Gordon. En effet, comprendre que sa douleur n'a pas d'origine physique peut procurer un soulagement, car la peur qui alimentait la douleur s'évapore pour être remplacée par un nouveau postulat : « Mon corps va bien ».

Les neurosciences ont apporté un nouvel éclairage aux travaux de Sarno : une fois la douleur manifestée, elle est maintenue en vie grâce au conditionnement ou à ce que nous avons décrit plus haut comme les voies neuronales. Le conditionnement est en fait le renforcement des voies neuronales de la douleur. C'est pourquoi tant de personnes souffrent encore de douleurs, même après avoir surmonté le traumatisme initial, effectué un travail émotionnel de fond ou suivi une psychothérapie. Car un conditionnement est ancré, la douleur est devenue une source de peur et d'émotions difficiles, un nouveau problème à résoudre, parfois même une obsession, ce qui renforce les voies neuronales de la douleur chronique.

V. Ce qu'il faut retenir du lien entre les émotions et la douleur chronique

Pour conclure sur ce deuxième chapitre, voici ce qu'il faut retenir du lien entre les émotions et la douleur chronique :

- Les événements difficiles et stressants de la vie et les émotions douloureuses associées peuvent participer au développement de la douleur chronique.

- Certaines émotions (colère, tristesse, anxiété) peuvent être considérées comme étant dangereuses par le cerveau, conduisant à l'activation du système de la douleur.
- C'est notamment la peur et l'attention excessive qui entretiennent la douleur neuroplastique.

Je vous propose maintenant de découvrir si vos douleurs répondent aux critères de la douleur chronique neuroplastique.

CHAPITRE 3

Souffrez-vous de douleur neuroplastique ?

Si vous souffrez de douleurs chroniques, il est indispensable de consulter un médecin spécialiste (rhumatologue, algologue) pour déterminer si cette douleur a une origine structurelle ou médicale. Ce livre, et en particulier ce chapitre, n'a pas pour objectif de se substituer à un diagnostic ou à un traitement médical. Le but est de vous présenter les différents indicateurs permettant de déterminer si une douleur est neuroplastique[13]. Vous reconnaîtrez peut-être le comportement de vos douleurs, votre personnalité ou votre histoire, dans l'un ou plusieurs de ces indicateurs.

---

[13] Source : *Formation à la thérapie de reconditionnement de la douleur* (*PRT certification training*, Pain Psychology Center of Los Angeles) – *The way out* – Alan Gordon ; 2021

I. Les critères détaillés de la douleur neuroplastique

1) Aucun diagnostic physique ou médical n'a été établi

Si, après de nombreux examens, les médecins ne trouvent pas de raison structurelle ou médicale à votre douleur, qu'elle est pour eux un mystère, alors il est possible que votre douleur soit neuroplastique.

2) Votre douleur est apparue pendant ou après une période de stress

La douleur neuroplastique se déclenche généralement lors d'une période de vie difficile ou stressante ou peu après. Les émotions difficiles relatives à cette période peuvent être considérées comme dangereuses par le cerveau et déclencher le système de la douleur.

3) Votre douleur est apparue sans blessure préalable

Si votre douleur est apparue sans lésion ou blessure préalable et, plus généralement, sans raison apparente, cela pointe également vers une douleur neuroplastique.

4) Votre douleur est apparue après une blessure qui a maintenant guéri, mais la douleur est restée

Si votre douleur est apparue après une blessure qui a guéri depuis un certain temps, et qu'il est donc difficile de comprendre pourquoi la douleur perdure, alors il est possible que cette douleur soit neuroplastique. C'est-à-dire que la douleur s'est déclenchée de façon appropriée lors de la blessure, mais le cerveau a continué d'activer par erreur le signal de la douleur après la guérison.

5) *Vos symptômes sont incohérents, chaotiques*

La douleur neuroplastique est incohérente, elle peut fortement varier en intensité au cours d'une même journée ou semaine, sans raison apparente. Si vous faites une activité que vous appréciez, la douleur peut diminuer, voire disparaître. C'est ce qu'on appelle une *exception*. Par exemple, lorsque vous passez un très bon moment avec des amis, la peur et les émotions difficiles relatives à la douleur diminuent pour laisser place à des émotions plus agréables. Ainsi, la douleur neuroplastique perd de son carburant et diminue ou disparaît, le temps de ce moment. Par exemple, certaines personnes décrivent une disparition des symptômes pendant les vacances, lorsque leur stress diminue.

Au contraire, les douleurs d'origine structurelle se comportent de façon cohérente. Généralement, un problème structurel fait mal lors du mouvement, et peu ou pas mal au repos. Si vous faites une activité que vous appréciez, la douleur d'origine structurelle sera toujours présente, car la cause de la douleur n'a pas disparu. Les exceptions décrites pour la douleur neuroplastique n'existent donc pas dans le cadre d'une douleur d'origine structurelle ou médicale, car la douleur n'est pas liée à l'émotionnel, mais est simplement le signe d'un problème physique qui demande notre attention. Parfois, une douleur neuroplastique peut sembler cohérente si cette dernière apparaît pendant une activité spécifique ou dans une certaine position. Dans ce cas, il est naturel de penser que c'est la position ou l'activité qui est responsable de la douleur.

En réalité, la présence de douleur n'est souvent autre qu'une réponse conditionnée, le résultat d'un apprentissage du cerveau qui a associé ladite activité ou position à la notion de danger et déclenche des symptômes, comme nous le discuterons en détail au point 10 de ce chapitre.

6) Vos symptômes se sont propagés, déplacés d'un endroit du corps à un autre

Si votre douleur est apparue à un endroit du corps, puis s'est progressivement propagée à d'autres endroits, cela peut être le signe d'une douleur neuroplastique. Parfois, la douleur va se répandre dans la totalité du corps. Par ailleurs, au cours d'une même journée, semaine ou mois, la douleur peut disparaître d'un site et réapparaître à un autre endroit, irradier d'un site à un autre, et tout cela de façon aléatoire.

7) Vous présentez un grand nombre de symptômes

Lorsque le système de la douleur est en alerte, autrement dit trop vigilant ou protecteur, une myriade de symptômes peut apparaître. Parmi ces symptômes, nous trouvons par exemple les douleurs chroniques, l'anxiété, les problèmes digestifs, la perte de force, l'hypersensibilité au toucher et bien d'autres. Si nous revenons sur l'exemple de la fibromyalgie, syndrome neuroplastique par définition, plus de trois cents symptômes ont été rapportés. Si vous souffrez dans quatre zones différentes du corps, il est peu probable qu'autant de causes structurelles soient identifiées. Il est davantage plausible qu'il existe une cause unique à l'origine de ces douleurs, à savoir la suractivation du système de la douleur qui, de façon aléatoire et chaotique, les déclenche dans ces différentes zones.

8) *Vos symptômes sont déclenchés/augmentés par le stress et les émotions douloureuses*

Si vous avez remarqué que les situations de stress ou les émotions difficiles pouvaient déclencher ou augmenter l'intensité de vos douleurs, alors, vous souffrez peut-être de douleurs neuroplastiques. Par exemple, en cas de conflit avec un collègue au travail, la situation, couplée aux émotions d'anxiété, de peur, et de colère qu'elle génère vont être interprétées comme dangereuses par votre cerveau, ce qui va déclencher ou augmenter l'activation du système de la douleur.

9) *Vous avez tendance à craindre la douleur, à en faire une obsession, à dramatiser, à vous agacer ou désespérer*

En cas de douleur neuroplastique, c'est votre réaction à la douleur qui définit si les symptômes persisteront ou pas. Si vous paniquez lorsque la douleur arrive ; si vous êtes constamment à la recherche de la cause physique ou médicale sous-jacente (par exemple, en recherchant régulièrement sur internet les potentielles maladies ou problèmes structurels qui pourraient causer votre douleur) ; si vous êtes focalisé sur votre douleur alors, vous alimentez la peur et le niveau de danger perçu par le cerveau et la douleur augmente. Autrement dit, cette réaction donne du carburant à la douleur. Peut-être avez-vous remarqué que vous aviez l'habitude de réagir avec peur, agacement ou désespoir à la douleur, ce qui a pour effet de l'amplifier, ce qui, à son tour, amplifie cette réaction émotionnelle, qui à son tour, amplifie la douleur, etc. C'est le cercle vicieux de la douleur chronique neuroplastique. Si vous reconnaissez votre réaction à la douleur dans ce paragraphe, peut-être souffrez-vous de douleurs neuroplastiques.

10) *Certaines activités, certaines positions ou certains mouvements sont toujours synonymes de douleurs*

La douleur neuroplastique est le résultat d'un condition-nement, d'une habitude qui s'est développée au fil du temps. Si vous conduisez une première fois et que la douleur se dé-clenche ; puis une deuxième fois et que la douleur se déclenche à nouveau ; puis une troisième fois et la douleur se déclenche encore… il est fort probable et naturel que vous anticipiez et craigniez l'apparition d'une douleur la fois suivante. C'est ainsi que votre cerveau crée l'association « conduite (position assise) = danger = douleur ». C'est donc la perception par le cerveau de la conduite comme étant dangereuse qui déclenche la douleur, et non l'action de conduire ou la position assise en elle-même. L'apparition de la douleur à chaque fois que vous conduisez est donc une réponse conditionnée.

Au cours des dernières années, de nombreuses études ont montré que les croyances pouvaient déclencher des douleurs à elles seules. Par exemple, pour comprendre la cause du bien connu « coup du lapin », des chercheurs ont mené une étude[14] plaçant un groupe de volontaires dans une collision placebo. L'expérience a simulé un accident de voiture, bien qu'aucun im-pact physique ne se soit produit. Malgré l'absence de choc, trois jours plus tard, 20 % des sujets ont signalé des symptômes de coup du lapin. Quatre semaines plus tard, 10 % étaient toujours symptomatiques. En réalité, le cerveau a simplement été mis dans des conditions d'anticipation et de croyance particulières, à savoir : « mon corps va subir un impact », et ce danger perçu par le cerveau a déclenché le système de la douleur malgré l'absence

---

[14] Castro et al. ; *No stress-no whiplash?* International journal of legal medicine 114, no 6 (2001) : 316-322

réelle de choc. De tels résultats ont amené les chercheurs à déterminer que la cause du syndrome chronique du coup du lapin n'était pas liée à une blessure physique. Une autre étude[15] a rapporté le cas d'un ouvrier du bâtiment ayant accidentellement sauté sur un clou de grande taille, qui a traversé sa botte et est ressorti de l'autre côté. En grande souffrance, l'ouvrier s'est dirigé à l'hôpital et, lorsque les médecins ont retiré sa botte, ils ont découvert que le clou était passé entre ses orteils et n'avait même pas causé une égratignure. Là aussi, c'est le cerveau qui a généré la douleur, car il a perçu un danger et cela, en l'absence totale de blessure. C'est ainsi que de nombreux éléments peuvent être associés à la douleur par conditionnement, comme certains mouvements, certaines positions, le port de certains vêtements, la météo, un moment précis de la journée, certains aliments, et bien d'autres. Les réponses conditionnées se développent naturellement et sont souvent présentes chez les personnes souffrant de douleur neuroplastique.

11) *Vous évitez certaines activités ou certains mouvements*

Lorsqu'une association se crée entre certaines activités ou certains mouvements et la douleur, il est naturel d'entrer dans un comportement d'évitement. Si vous avez des douleurs conditionnées en conduisant, alors vous ferez certainement le choix de moins conduire, et c'est tout à fait compréhensible. Au même titre que les réponses conditionnées, les évitements qui en résultent sont très souvent présents chez les personnes souffrant de douleur neuroplastique.

[15] Fisher JP, Hassan DT, O'Connor N. Minerva. BMJ. 1995 Jan 7 ; 310(70)

12) Vous avez mis en place des mécanismes de compensation

Lorsque l'on souffre de douleurs chroniques, il est habituel de mettre en place des mécanismes de compensation visant à soulager rapidement et diminuer l'anxiété et les émotions douloureuses ressenties. Par exemple, si vous avez mal au dos, vous pouvez avoir tendance à vous étirer ou « faire craquer » vos vertèbres de façon répétée (voire compulsive), plusieurs fois par jour. Ces mécanismes peuvent avoir l'effet escompté dans l'immédiat, mais sur le long terme, ils renforcent la douleur et l'anxiété. En effet, lorsque vous vous étirez ou « faites craquer » vos vertèbres de façon répétée, vous envoyez le message à votre cerveau qu'il existe certainement un problème à régler au niveau du corps, ce qui renforce le niveau de danger perçu par ce dernier. Cela maintient donc actifs les signaux de la douleur et de l'anxiété. Les mécanismes de compensation sont très souvent présents chez les personnes souffrant de douleur neuroplastique et témoignent de l'importance de la peur ou l'anxiété pouvant être ressentie face à la douleur.

13) Votre douleur se déclenche ou augmente plusieurs heures après une activité

Si vous faites une activité, par exemple une séance de sport, le fait que la douleur se déclenche ou augmente plusieurs heures après la séance peut être le signe d'une douleur neuroplastique. À la suite de cette séance, les informations provenant du corps et reçues par le cerveau sont nombreuses : les muscles peuvent être contractés et vous pouvez ressentir des courbatures. Ce sont autant de sensations pouvant être interprétées comme dangereuses par un cerveau en état d'alerte et entraîner l'apparition de douleurs post-exercice. Ce délai dans l'arrivée des douleurs est caractéristique des douleurs neuroplastiques et du mécanisme de réponse conditionnée. En cas de problème mécanique, la douleur apparaît généralement pendant la séance de sport pour nous avertir qu'il faut s'arrêter, et aurait plutôt tendance à s'estomper au repos.

14) Vous êtes anxieux, perfectionniste, avez tendance à vous mettre la pression et/ou avez un fort besoin de contrôle

Avant tout, je tiens à préciser que ce paragraphe et le suivant n'ont pas pour objectif de « mettre des étiquettes ». Je n'aime pas les étiquettes, et je pense qu'il est important de réussir à s'en détacher dans le cadre de l'approche décrite dans ce livre. Je pense que nous sommes tous au moins un peu perfectionnistes, anxieux, et que nous avons tous besoin de contrôle. Tout est question de jauge ou d'équilibre. Prenons l'exemple simple de l'écriture d'un e-mail d'une dizaine de lignes. Certaines personnes passeront cinq minutes à l'écriture et à la relecture avant de l'envoyer. La syntaxe sera correcte, bien qu'imparfaite, et peut-être qu'une faute d'orthographe se sera glissée par là. Peu importe, l'e-mail est parti ! Pour le même e-mail, d'autres personnes passeront trente minutes à l'écrire et à le relire avant de cliquer sur « envoyer ». Pas d'envoi tant que la syntaxe et l'orthographe ne sont pas parfaites ! Ici, la jauge n'est pas au même niveau et pour vous, la question est la suivante : « Où placez-vous cette jauge ? »

Quand la jauge est trop haute, l'anxiété, le perfectionnisme, le fait de se mettre la pression et le besoin de contrôle peuvent devenir des signaux de danger. En réponse à un signal de danger, le système de la douleur peut s'activer. C'est un mécanisme que l'on retrouve souvent chez les personnes souffrant de douleurs chroniques neuroplastiques.

15) Vous avez du mal à respecter vos limites et vos besoins, vous avez tendance à faire passer les autres avant vous

D'autres éléments peuvent augmenter l'état d'alerte de votre cerveau et, par conséquent, les douleurs :

- ne pas (re)connaître vos besoins ou ne pas réussir à y répondre ;
- ne pas (re)connaître vos limites ou avoir tendance à les dépasser ou encore,
- ne pas suffisamment prendre soin de vous et faire passer les besoins des autres avant.

Tout comme le perfectionnisme ou le besoin de contrôle, ces traits de personnalité peuvent faire l'objet d'un travail personnel et d'un rééquilibrage pour permettre au cerveau de diminuer son état d'alerte.

16) Vous avez vécu des événements de vie particulièrement difficiles

Il n'est pas rare de retrouver des événements de vie particulièrement difficiles ou stressants chez les personnes concernées par la douleur neuroplastique. L'état d'alerte du cerveau, également appelé hypervigilance, peut en effet résulter de ces événements et de leur accumulation au cours de la vie. Parmi ces événements figurent les difficultés vécues pendant l'enfance, comme les violences psychologiques ou physiques, le harcèlement, l'absence ou la séparation des parents, le manque affectif, et bien d'autres. Ces éléments peuvent augmenter la perception de danger par le cerveau et conduire, par la suite, à l'apparition de symptômes neuroplastiques. Toutefois, il est tout à fait possible que la douleur neuroplastique se développe en l'absence de ces événements.

II. Liste synthétique des critères de la douleur neuroplastique

Je vous propose maintenant de cocher les critères de la douleur neuroplastique que vous pensez remplir dans la liste ci-après. Si vous remplissez un ou plusieurs de ces critères et si vous reconnaissez vos douleurs, vos comportements ou votre personnalité, même en partie, alors il est possible que vous souffriez de douleurs neuroplastiques. Je vous invite alors à débuter le travail thérapeutique avec le chapitre suivant. Vous pourrez vous appuyer sur cette liste et la modifier autant que nécessaire pendant le travail que vous allez engager.

☐ aucun diagnostic physique ou médical n'a été établi ;

☐ votre douleur est apparue pendant ou après une période de stress ;

☐ votre douleur est apparue sans blessure préalable ;

☐ votre douleur est apparue après une blessure qui a maintenant guéri, mais la douleur est restée ;

☐ vos symptômes sont incohérents, chaotiques ;

☐ vos symptômes se sont propagés, déplacés d'un endroit du corps à un autre ;

☐ vous présentez un grand nombre de symptômes ;

☐ vos symptômes sont déclenchés/augmentés par le stress et les émotions douloureuses ;

☐ vous avez tendance à craindre la douleur, à en faire une obsession, à dramatiser, à vous agacer ou désespérer ;

□ certaines activités, certaines positions ou certains mouvements sont toujours synonymes de douleurs ;

□ vous évitez certaines activités ou certains mouvements ;

□ vous avez mis en place des mécanismes de compensation ;

□ votre douleur se déclenche ou augmente plusieurs heures après une activité ;

□ vous êtes anxieux, perfectionniste, avez tendance à vous mettre la pression, et/ou avez un fort besoin de contrôle ;

□ vous avez du mal à respecter vos limites et vos besoins, vous avez tendance à faire passer les autres avant vous ;

□ vous avez vécu des événements de vie particulièrement difficiles.

CHAPITRE 4

Apprenez à votre cerveau à mettre fin à votre douleur chronique

Si je devais utiliser une métaphore pour expliquer comment vous libérer de la douleur neuroplastique, je formulerais les choses ainsi : vous êtes avocat et allez devoir convaincre un jury que vous êtes en sécurité. Le jury, vous l'aurez certainement compris, c'est votre cerveau. L'avocat adverse, c'est la peur et toutes les émotions, les croyances et les conditionnements qui prétendent et agissent comme si vous étiez en danger. Si vous êtes suffisamment convaincant, le jury ne percevra plus le danger, mais la sécurité, et son verdict sera la disparition des douleurs.

Une autre métaphore serait que vous êtes un enseignant et que votre rôle est d'apprendre à votre élève, le cerveau, que vous êtes en sécurité. Ces deux métaphores illustrent un point crucial : le travail ne consiste pas uniquement à vous convaincre, de façon consciente, que vous êtes en sécurité, mais également à convaincre votre cerveau, à un niveau inconscient, que c'est bien le cas.

En effet, la douleur neuroplastique n'est que le résultat de la perception de votre cerveau, et notamment de sa perception de la douleur comme étant une chose menaçante. Or, le meilleur moyen pour apprendre à votre cerveau à ne plus percevoir la douleur comme une menace ou un problème à régler, c'est de vous libérer de la peur et de vivre votre vie. Tout cela pourra se faire progressivement, à votre rythme, car se libérer de la peur n'est pas chose aisée, j'en ai bien conscience. Ce qui suit a donc pour but de vous accompagner dans ce processus, où je vous proposerai notamment de développer un nouvel état d'esprit face aux douleurs.

Chaque personne étant unique, il vous faudra tester les différents aspects présentés afin de déterminer ce qui fonctionne le mieux pour vous. Les cheminements de chacun seront donc différents, mais tous auront en commun une prise de conscience initiale, un changement de paradigme qui est le suivant : « ma douleur n'a pas d'origine physique, mon corps va bien ».

I. Changer de paradigme et devenir certain de l'origine neuroplastique de ses douleurs

1) Changer de paradigme et être certain de l'origine neuroplastique de ses douleurs

La première étape est de basculer vers un nouveau paradigme qui est le suivant : « ma douleur n'a pas d'origine physique, mais prend sa source dans le cerveau ». Ce changement de perspective est indispensable si l'on souffre de douleurs chroniques pour lesquelles aucune origine physique n'a été établie avec certitude. Comprendre que sa douleur n'a pas d'origine physique peut procurer un soulagement, car la peur qui alimentait la douleur s'évapore pour être remplacée par un nouveau postulat : « Mon corps va bien ». Adhérer pleinement à ce concept peut prendre du temps. Heureusement, pour débuter le travail thérapeutique, il vous faut simplement être ouvert à la possibilité que vos douleurs soient neuroplastiques. Si, malgré vos doutes, le travail thérapeutique porte ses fruits, les premières améliorations observées vous pousseront à croire que vous êtes sur la bonne voie. Ensuite, l'objectif sera d'avoir confiance en ce diagnostic et, progressivement, de supprimer les doutes résiduels. Votre cerveau sera difficilement convaincu que vous êtes en sécurité s'il subsiste des doutes quant à la cause de vos douleurs. Pour vous, la cause neuroplastique devra donc devenir certaine. Ce n'est qu'à ce moment-là que les douleurs pourront totalement disparaître.

Si le doute est trop grand et que vous souhaitez de l'aide pour construire votre diagnostic, je vous invite à vous rapprocher d'un thérapeute spécialiste de la douleur neuroplastique ou formé à la thérapie de reconditionnement de la douleur.

2) Déconstruire les fausses croyances

Changer de paradigme peut demander un travail plus profond sur les croyances à l'origine de votre douleur. La douleur neuroplastique est en effet très souvent maintenue par de fausses croyances qui perpétuent la perception d'un problème physique ou structurel par le cerveau (voir chapitre 3, point 10). Voici quelques exemples de fausses croyances pouvant participer au maintien de la douleur chronique neuroplastique :

- J'ai mal, car je me tiens mal assis, pas suffisamment droit, j'ai une mauvaise posture.

- J'ai mal, car j'ai un déséquilibre au niveau des hanches, j'ai une jambe plus courte que l'autre.
- J'ai mal, car je ne suis pas assez musclé, gainé.
- J'ai mal, car je suis en surpoids.

De nombreuses études montrent que ces croyances, qui tendent à corréler la douleur chronique à un problème d'ordre physique, alimentent la peur et créent des réponses conditionnées, ce qui maintient les symptômes. Au cours de mes consultations, j'ai vu de nombreuses personnes se libérer de la douleur chronique après avoir déconstruit ces fausses croyances. Selon moi, la douleur chronique neuroplastique n'a rien à voir avec la posture ou les petites asymétries que l'on peut retrouver chez chacun d'entre nous.

Concernant les asymétries, je dirais que nous en avons tous et qu'il est difficilement crédible de conclure qu'une douleur chronique peut trouver son origine dans une asymétrie de quelques millimètres au niveau des hanches ou des jambes. C'est pourquoi les personnes concernées ne trouvent généralement aucun soulagement durable dans l'utilisation de semelles orthopédiques. Pour leur expliquer qu'il est possible d'avoir une petite asymétrie sans avoir de douleur associée, je prends souvent l'exemple d'une personne de mon entourage qui, à la suite d'un accident, s'est vue amputée d'une partie du fémur sur plusieurs centimètres. Cette personne n'a jamais porté de semelles compensatrices et n'a jamais eu de douleurs liées à ce déséquilibre et ici, nous parlons de centimètres et non de millimètres.

De nombreuses études scientifiques montrent d'ailleurs que des anomalies structurelles ou des asymétries sont retrouvées chez de nombreuses personnes n'ayant pas de douleur et que leur présence chez les personnes souffrant de douleurs chroniques est souvent accidentelle (voir chapitre 1, point IV.1).

Concernant la posture, j'ai eu la chance de voir des personnes arrêter d'utiliser leur chaise ergonomique ou leur bureau permettant le travail en position debout, et être à nouveau capables de se rasseoir en parfaite sécurité pendant plusieurs heures sans la moindre douleur et sans s'inquiéter de leur posture. Cela, en modifiant la croyance quant à l'origine de leurs douleurs chroniques et en réapprenant au cerveau que la position assise n'était pas dangereuse.

De même, je pense que le fait de se libérer de la douleur chronique neuroplastique n'a pas de lien avec le manque de muscles, de gainage ou le surpoids. J'ai souvenir d'un homme, dont le surpoids et le manque de musculature étaient considérés comme étant la cause de sa douleur chronique au dos par les médecins. Il m'avait consulté à la fin d'un séjour dans un centre de reconditionnement physique, dans lequel il faisait plusieurs heures de sport et de gainage par jour. Son séjour n'avait pas eu d'effet puisque les douleurs étaient toujours aussi intenses.

Au cours de notre premier échange, il est très vite apparu que ses douleurs étaient certainement neuroplastiques. Nous avons donc appliqué les principes décrits dans ce livre. Après plusieurs séances, il s'était totalement libéré de la douleur et cela, sans gainage, sans sport ni perte de poids.

3) Conclusion

Pour vous libérer de la douleur neuroplastique, il vous faudra donc progressivement adhérer à une nouvelle compréhension de votre douleur, selon laquelle elle résulte purement et simplement d'une fausse alarme déclenchée par le cerveau et non d'un problème lié au corps. Cette compréhension vous permettra d'appliquer efficacement les points abordés par la suite et de développer le bon état d'esprit face aux douleurs.

II.   Développer le bon d'état d'esprit face aux douleurs

Cela vous surprendra peut-être, mais se libérer de la douleur neuroplastique ne consiste pas à utiliser un outil ou un exercice spécifique, mais plutôt à atteindre une certaine attitude, un certain état d'esprit face à la douleur. Cet état d'esprit est le suivant : « Puisque la douleur que je ressens est simplement une fausse alarme, je n'ai pas à m'en préoccuper, je peux vivre ma vie ». Quand vous craignez la douleur, que vous lui prêtez beaucoup attention, que vous faites tout votre possible pour la contrôler ou la calmer, le cerveau perçoit cette dernière comme une menace. Cette menace perçue a pour conséquence de maintenir le système de la douleur activé.

Au contraire, si vous ne craignez plus la douleur (et vous pouvez, puisqu'elle n'est qu'une fausse alarme, aussi déplaisante soit-elle), que vous ne lui prêtez plus autant attention et que vous n'essayez plus de la contrôler ou de la calmer, le cerveau ne la perçoit plus comme une menace et elle disparaît. Il est donc nécessaire d'atteindre cet état d'esprit et de le mettre en pratique pour se libérer de la douleur neuroplastique, car le maintien ou la disparition de la douleur neuroplastique résultent principalement de la manière dont vous y réagissez.

Aucun exercice n'est donc requis, et si des exercices sont utilisés, comme les exercices somatiques que nous verrons par la suite, ils doivent uniquement avoir pour but de vous aider à atteindre cet état d'esprit et non de diminuer la douleur dans l'instant. Je vous invite à retenir ce point, car il est crucial, et tout ce qui suit a pour objectif de vous aider à atteindre cet état d'esprit, cette nouvelle relation à votre douleur, afin que le cerveau ne la perçoive plus comme une menace, un danger, et décide d'y mettre fin.

III. Se rassurer par des messages de sécurité

Envoyer des messages de sécurité au cerveau est probablement la chose la plus simple à mettre en œuvre pour commencer à changer sa perception exacerbée du danger et la remplacer par plus de sécurité. Un message de sécurité est tout simplement une affirmation que vous transmettez au cerveau. Vous pouvez parler à haute voix ou dans votre tête, l'important étant de transmettre des messages de sécurité authentiques, qui résonnent en vous. Vous pouvez, par exemple, fermer les yeux et vous rassurer avec bienveillance, comme vous pourriez le faire pour un enfant qui craint le monstre sous son lit ou pour un proche en souffrance. Voici quelques exemples de « messages de sécurité », à adapter à votre convenance :

- « C'est juste une fausse alarme, mais mon corps va bien, je suis en sécurité avec ces sensations douloureuses et je n'ai pas besoin de m'en préoccuper ».

- « La douleur est intense, mais elle est temporaire et finira par passer, ça va aller ne t'inquiète pas ».
- « Je peux rester avec la douleur et me concentrer sur le quotidien, je n'ai rien à craindre ».
- « Ok cerveau, tu peux maintenir la douleur si tu le souhaites, aucun problème pour moi, sache simplement que je ne suis pas en danger à l'instant»

Ces messages n'ont pas pour but de diminuer la douleur dans l'instant, mais d'atteindre l'état d'esprit que j'évoquais juste avant. Ils doivent vous aider à lâcher prise, à accueillir le symptôme pour, ensuite, ne plus vous en préoccuper. C'est pourquoi nous pouvons également les appeler messages d'acceptation. Lorsque votre cerveau est en état d'alerte maximale, les symptômes douloureux peuvent être intenses et c'est à ce moment que ce dernier aura le plus besoin de ces messages.

L'utilité des messages de sécurité ne se limite pas à enseigner au cerveau que la douleur n'est pas dangereuse. Un cerveau hypervigilant peut percevoir un danger dans de nombreuses situations ordinaires, par exemple en réponse à une émotion (voir point V.2 de ce chapitre). Ainsi, les messages de sécurité peuvent être utilisés pour enseigner au cerveau que le signal douloureux ne doit pas être déclenché dans ces situations, mais uniquement en cas de danger physique.

Je vous propose maintenant de tenter l'expérience. Posez une main sur votre poitrine, fermez les yeux, respirez calmement et dites-vous les mots que vous et votre cerveau avez le plus besoin d'entendre, là, maintenant.

IV. La pratique somatique

1) Le repérage somatique[16]

Comme nous l'avons vu, la peur, les émotions difficiles ainsi que l'attention excessive sont le carburant de la douleur chronique neuroplastique. Lorsque vous avez des sensations douloureuses, votre cerveau « surprotecteur » va interpréter ces sensations comme étant dangereuses et perpétuer le signal de la douleur. Toutefois, les sensations douloureuses de type neuroplastique ne sont pas synonymes de lésions ou de problèmes physiques. Ainsi, vous voulez apprendre au cerveau à mieux interpréter ces sensations et lui transmettre le message suivant : « Mon corps va bien et les sensations que je ressens ne sont pas dangereuses pour moi ».

Pour cela, il existe un exercice à connaître et à mettre en pratique : le repérage somatique (*somatic tracking* en anglais). Cet exercice consiste à observer ses sensations douloureuses en pleine conscience, en sécurité, si possible avec affect positif. Autrement dit, vous apprenez à observer vos douleurs sans peur, sans jugement, sans objectif de réduction de la douleur, avec une intention plus positive. C'est donc un exercice dans lequel vous vous exposez à la source de votre peur : la douleur.

Cet exercice a également pour but d'atteindre l'état d'esprit décrit plus haut : « puisque la douleur que je ressens est simplement une fausse alarme, alors je n'ai pas à m'en préoccuper, je peux vivre ma vie ». En effet, il ne vise pas à se focaliser sur

---

[16] Source : *Formation à la thérapie de reconditionnement de la douleur* (*PRT certification training*, Pain Psychology Center of Los Angeles).

la douleur ni à la diminuer, mais à l'accueillir pleinement, sans peur et sans vouloir s'en libérer. C'est là que réside la difficulté de cet exercice : observer la douleur avec la bonne intention.

Avant de vous lancer, je vous invite donc à découvrir quelques conseils supplémentaires pour bénéficier pleinement de cet exercice.

Observer avec la bonne intention, sans attendre une réduction des douleurs

Lorsque nous avons mal, nous avons naturellement tendance à tout faire pour que la douleur diminue. Nous cherchons donc des exercices visant à chasser la douleur au plus vite. Or, si nous débutons un exercice avec l'intention ferme que nos douleurs diminuent, nous envoyons un message clair au cerveau : cette douleur est une menace. Sinon, nous ne voudrions pas nous en débarrasser si rapidement. Or, tant que le cerveau percevra la douleur comme une menace, il perpétuera le signal douloureux. Je vous invite donc à mettre en place la bonne intention, à observer et accueillir les sensations douloureuses sans vouloir les apaiser. C'est cette intention qui permettra à votre cerveau d'intégrer que la douleur n'est pas dangereuse.

Observer avec curiosité et légèreté :

Pour pouvoir observer les sensations avec curiosité et légèreté, imaginez que vous êtes parti en randonnée et que vous arrivez dans un endroit magnifique. Vous commencez à explorer cet endroit avec curiosité. Vous ne voulez pas l'analyser en détail, mais simplement l'observer et profiter du spectacle, c'est cela que j'entends par « légèreté ». Une autre analogie serait d'imaginer que vous allez prendre un café avec quelqu'un que vous n'avez jamais rencontré auparavant. Vous êtes curieux de découvrir cette personne et de profiter de ce moment d'échange. Je vous invite donc à boire un café avec vos douleurs.

Quand mettre cet exercice en pratique ?

Le repérage somatique est un exercice d'exposition à la douleur. Pour le mettre en pratique, la douleur doit donc être présente. Afin de vous exposer convenablement, il est important que la douleur soit comprise entre 2 et 6 environ, sur une échelle d'intensité allant de 1 à 10. Cette plage d'intensité modérée permet d'avoir une exposition corrective, c'est-à-dire d'observer les douleurs calmement, sans peur ni désir que ces dernières ne disparaissent au plus vite. Au contraire, s'exposer à une douleur d'intensité trop élevée aurait certainement pour effet d'augmenter la sonnette d'alarme. Il est en effet difficile d'observer la douleur de façon neutre quand elle est intense, car il y a en même temps une importante charge émotionnelle (peur, désespoir ou colère). Vous pouvez donc commencer avec une douleur d'intensité 3 ou 4, et viser progressivement des douleurs d'intensité 5 ou 6. Pour commencer, je suggère de vous exposer graduellement, en faisant des allers-retours entre une sensation agréable, telle que la respiration et une zone douloureuse. L'exposition graduelle permettra à votre cerveau d'apprivoiser la douleur sans déclencher de l'anxiété.

Je vous invite à considérer vos épisodes de douleurs modérées comme une opportunité d'apprendre à votre cerveau à interpréter les signaux de votre corps avec sécurité. Mais ne vous mettez pas de pression. Vous pouvez pratiquer quotidiennement, tous les deux jours ou une fois par semaine. Vous pouvez pratiquer le temps que vous voulez, 15 min, 5 min, 2 min ou même 30 secondes. Sachez que chaque fois que vous retournez en vous-même pour faire le point sur vos sensations doulou-reuses avec la bonne intention, c'est un exercice correctif et cela, quelle que soit la durée d'exposition. Vous pouvez pratiquer en position assise ou allongée, avec les yeux fermés. Mais vous pou-vez également pratiquer quand vous êtes mobile, avec les yeux ouverts, par exemple, quand vous pratiquez une activité provo-quant habituellement la douleur.

Certains d'entre vous adoreront pratiquer cet exercice, d'autres aimeront peu ou pas. Certains le trouveront utile, d'autres non. Si cet exercice n'est pas fait pour vous, ne forcez pas, vous ajouter une contrainte ne ferait qu'empirer les dou-leurs. Comme je l'indiquais auparavant, aucun exercice n'est nécessaire pour atteindre l'état d'esprit discuté plus haut. Si la pratique de cet exercice ne fait qu'augmenter l'attention sur vos douleurs, alors je vous invite à ne pas le pratiquer et observer si les autres aspects développés dans ce chapitre sont plus faciles à mettre en œuvre.

Si vous souhaitez essayer cet exercice, vous trouverez facile-ment des vidéos guidées sur ma chaîne YouTube[17].

2) La méditation

Il semble exister un malentendu concernant la méditation. Au cours de mes consultations, de nombreuses personnes m'ont indiqué ne pas réussir à ne plus penser, concluant que la médi-tation n'était pas faite pour elles. Mais pour moi, la méditation est autre chose. Si je devais tenter de la définir, je dirais que c'est retourner à ce que l'on est, être conscient de l'expérience du moment. L'expérience du moment, ce sont notamment les

---

[17] http://www.youtube.com/@carltetillon-douleurchronique

sensations, les pensées et les émotions. Cette expérience change tout le temps, mais ce qui ne change pas, c'est notre capacité à en être conscient. La conscience est donc permanente, seule l'expérience du moment change.

La méditation, au même titre que le repérage somatique, ne doit pas avoir pour but de changer notre expérience, mais simplement de l'observer et l'accueillir. Pour débuter, il peut être plus facile de porter son attention sur un objet, comme la respiration ou les bruits extérieurs. Puis, à terme, il vous sera plus facile d'être ouvert et de pouvoir accueillir toute l'expérience du moment. Parfois, cette expérience sera faite de pensées ou d'émotions douloureuses ; si c'est le cas, n'essayez pas de les modifier. Je vous invite simplement à être curieux et à les observer calmement. Ne vous mettez pas de pression. Laissez-vous porter, autorisez-vous à dériver et à laisser partir vos pensées sur autre chose ; simplement, quand vous vous en rendez compte, revenez lentement à la conscience du moment présent. Autorisez-vous aussi à vous relaxer et, pourquoi pas, à vous endormir.

Comme pour le repérage somatique, il n'y a pas de durée spécifique ni de moment plus propice qu'un autre pour méditer. Vous pouvez, par exemple, faire des mini-méditations, au cours desquelles vous retournez quelques minutes observer votre monde intérieur ou contempler le monde extérieur, comme les bruits de la nature ou les sensations agréables des rayons du soleil sur votre peau.

3) Quelques conseils supplémentaires sur la pratique somatique

Pour conclure, je souhaite revenir sur la question de l'intention. Au cours de mes consultations, j'ai pu observer que la pratique du repérage somatique ou de la méditation pouvait avoir un effet négatif sur les douleurs lorsque l'intention n'était pas bonne. À titre d'exemple, les routines strictes et fixes, incluant l'utilisation de la méditation ou du repérage somatique plusieurs fois par jour, avec le but parfois subtilement caché de vouloir diminuer la douleur, ne feront que convaincre le cerveau qu'il existe une menace, un problème à régler. C'est pourquoi les personnes pratiquant ces routines ont souvent l'impression de tout faire pour aller mieux, mais que cela ne fait qu'empirer les choses. Mais cette intensité ne fait que confirmer au cerveau qu'il existe une menace et perpétue la douleur et généralement, quand elles arrêtent de vouloir régler ce problème de douleur, qu'elles lâchent prise et se concentrent sur leur vie et le monde extérieur, les symptômes diminuent. Si vous n'arrivez pas à mettre la bonne intention, alors il sera certainement préférable de mettre la pratique somatique de côté et de vous concentrer sur les autres aspects.

V. La pratique émotionnelle

1) Apprendre à prendre soin de soi, à respecter ses besoins et ses limites

J'ai dit un peu plus haut que le fait de respecter ses besoins et ses limites et de prendre soin de soi permettait de diminuer l'état d'alerte du cerveau et, par conséquent, les douleurs.

Prendre soin de soi peut revêtir différentes formes, comme respecter ses besoins primaires en mangeant ou en dormant suffisamment, faire du sport, méditer, lire ou encore, regarder des films. L'important est de faire des choses dont vous avez envie et qui vous font du bien, sans contraintes.

Respecter ses limites est également très important. Cela peut, par exemple, consister à savoir dire non à son entourage pour prioriser ses besoins et ses désirs. Quand vous respectez vos limites, cela augmente le niveau de sécurité perçu par le cerveau, ce qui aura un effet positif sur la diminution des douleurs.

Je vous invite à ne surtout pas négliger cette étape, que je considère comme capitale si vous souhaitez vous libérer de la douleur chronique.

2) Apprendre à identifier, accepter et ressentir ses émotions

À l'âge adulte, notre rapport aux émotions est majoritairement déterminé par notre éducation et la façon dont nos parents interagissaient avec nos émotions et les leurs. Dès le plus jeune âge, certaines personnes apprennent que les émotions douloureuses ne doivent pas être exprimées, que la peur et la tristesse sont des signes de vulnérabilité ou que « les gens bien » ne se mettent pas en colère.

Il n'est évidemment pas question de porter un jugement sur la façon dont nos parents ont pu nous éduquer, car vous vous en doutez, eux aussi ont probablement appris très tôt que les émotions devaient rester enfouies. Il est plutôt question de se rendre compte que notre rapport aux émotions découle en grande partie de notre enfance. L'éducation émotionnelle n'était pas non plus au programme de l'école.

Seulement, à l'âge adulte, cela peut conduire à des mécanismes de refoulement des émotions difficiles. C'est-à-dire que ces émotions sont repoussées dans l'inconscient, car elles représentent une menace pour le cerveau.

Selon la thèse de John Sarno, la douleur est un mécanisme de défense psychologique visant à détourner notre attention des émotions douloureuses. En psychologie, il est plus généralement considéré que les émotions, si elles ne sont pas suffisamment conscientisées et ressenties, peuvent s'exprimer par la douleur. Cette thèse est différente de celle de Sarno, car la douleur ne joue pas le rôle de diversion, mais attire notre attention sur le fait que quelque chose ne va pas d'un point de vue émotionnel.

Quelle que soit la thèse retenue, le constat est le même : certaines émotions sont considérées dangereuses par le cerveau qui, en réponse à ce danger, active le système de la douleur. Pour diminuer la douleur chronique neuroplastique, il convient donc d'apprendre à votre cerveau que les émotions ne sont pas dangereuses et, pour cela, il est important d'apprendre à vivre vos émotions au jour le jour.

La première étape est donc de devenir conscient de vos émotions. Cela consiste à les identifier quand elles jaillissent dans les situations de la vie quotidienne.

Voici une question simple à vous poser pour y arriver : *« Qu'est-ce que je ressens, là, maintenant ? »*

Essayez de poser des mots sur vos émotions. Est-ce de la tristesse, de l'anxiété, de la colère ? Parfois, il peut arriver qu'une crise de douleur se perpétue car nous résistons, souvent de façon inconsciente, à l'arrivée d'une émotion douloureuse. Je vous invite donc à vous poser cette question en essayant d'y apporter une réponse honnête, de faire tomber le masque pour accéder à ce qui se passe réellement en vous à l'instant.

Une fois l'émotion identifiée, la seconde étape consiste à l'accepter pleinement et à la ressentir. Si besoin, vous pouvez rappeler à votre cerveau que cette émotion a sa place et qu'elle n'est pas dangereuse (message de sécurité). Le repérage somatique peut également être utilisé pour observer vos émotions et les sensations associées. Par exemple, lorsque vous êtes triste, vous pouvez ressentir des sensations dans les yeux ou un poids sur les épaules. L'anxiété peut se traduire par une sensation de boule dans la gorge ou d'oppression au niveau de la poitrine. Je vous invite à observer ces sensations sans peur ni jugement, pour apprendre au cerveau qu'elles ne sont pas dangereuses. Plus vous accepterez vos émotions et les sensations associées, plus votre cerveau percevra de la sécurité.

Une fois l'émotion conscientisée, acceptée et ressentie, la troisième étape consiste à retourner à votre quotidien tout en laissant l'émotion suivre son cours. Cette étape vous invite donc à ne pas porter une attention excessive à vos émotions, ce qui pourrait conduire le cerveau à les interpréter comme une menace.

Parfois, une émotion aura quelque chose à vous dire ; dans ce cas, écoutez-la. Par exemple, l'anxiété peut vous indiquer que vous devez faire certains ajustements dans votre vie. Il peut alors être utile de mettre votre anxiété « au travail », d'en faire un moteur pour ajuster la situation. La tristesse, la fatigue ou l'anxiété peuvent aussi vous indiquer que vous avez besoin de repos et que la charge mentale du moment est trop importante. Dans ce cas, il convient de vous reposer et de prendre soin de vous.

Toutefois, les émotions peuvent devenir des automatismes, au même titre que la douleur. Il est ainsi possible de ressentir de la tristesse, de la colère ou de l'anxiété par habitude, sans raison apparente. Dans ce cas, un schéma de rumination mentale[18] peut se mettre en route sur les causes de l'émotion ressentie et sur ce qu'il faut faire pour en sortir. N'accordez pas trop d'importance à ce schéma. Autorisez-vous à ressentir cette émotion pour ce qu'elle est, sans nécessairement chercher à analyser les causes de son apparition, puis retournez à votre quotidien.

Le travail émotionnel consiste donc à trouver cette zone où vous acceptez et ressentez pleinement les émotions, sans en faire une obsession. En agissant ainsi, votre cerveau comprend que les émotions ne sont pas menaçantes, gagne en sécurité, et diminue le signal douloureux.

VI. La pratique comportementale : revivre sa vie

1) Pratiquer « l'indifférence » : ne plus se concentrer sur les symptômes

La douleur chronique neuroplastique est un problème de peur et d'attention excessive, que l'on appelle également hypervigilance. La douleur a pris une place centrale dans votre vie et elle est devenue une forme d'obsession. Par exemple, certaines personnes vont vérifier si la douleur est présente ou non plusieurs fois dans la journée, et quelle est son intensité. Certaines personnes peuvent également prendre des notes sur le sujet pour surveiller leurs symptômes. Ces mécanismes de vérification

---

[18] Le terme *rumination mentale* décrit le comportement qui consiste à penser de façon répétée à quelque chose, à s'y attarder mentalement.

peuvent devenir automatiques, comme des pulsions auxquelles il est difficile de résister. Cette attention marquée envers la douleur et ces vérifications à répétition augmentent le niveau de danger perçu par le cerveau. Après tout, on ne porte ce genre d'attention qu'aux choses qui ne vont pas, aux problèmes. Au contraire, quand tout va bien, on vit sa vie, tout simplement.

Vous l'aurez certainement compris, pour que votre cerveau entende que votre douleur n'est pas dangereuse et diminue le signal, il convient de réduire l'attention que vous lui portez.

Je vous propose donc de diminuer les mécanismes de vérification et de surveillance, pour ensuite, pouvoir les arrêter.

Essayez de pratiquer « l'indifférence ». L'indifférence est une pratique de l'état d'esprit décrit plus haut : « je sais que la douleur est une fausse alarme, donc je ne m'en préoccupe pas, je dirige mon attention ailleurs ». Ce n'est pas de l'évitement. L'évitement serait de ne pas vouloir se préoccuper de la douleur par peur de ce qu'elle pourrait signifier. Au contraire, l'indifférence se base sur une compréhension claire des mécanismes de la douleur neuroplastique, à savoir que la douleur n'est pas le signe d'un problème physique ou médical et donc, qu'elle n'est pas dangereuse. Il est donc possible d'accepter la douleur et ne pas s'en préoccuper.

Pour faciliter l'indifférence, je vous invite à rediriger votre attention vers autre chose. Vous pouvez, par exemple, rediriger votre attention vers d'autres sensations du corps, agréables. Vous pouvez également pratiquer une activité que vous aimez, comme une activité manuelle ou sportive. Plus généralement, vous pouvez aussi vous concentrer sur votre quotidien, votre travail ou vos loisirs.

Je terminerai en vous invitant à retenir que la douleur neuroplastique est proportionnelle au temps et à l'attention que vous lui consacrez.

Remarque : la pratique du repérage somatique, de la méditation et de l'indifférence sont tout à fait compatibles. Ces pratiques visent toutes à modifier votre réaction à la douleur, le but étant de remplacer une réaction de peur, d'agacement, de tension ou d'attention excessive par une réaction plus neutre, plus calme, plus indifférente. En pratique, vous pouvez, par exemple, retourner vers vos sensations corporelles via le repérage somatique de temps en temps pour accueillir les sensations inconfortables puis, le reste du temps, pratiquer l'indifférence et vous concentrer sur votre quotidien.

2) Arrêter la rumination mentale

Lorsque l'on est en souffrance, il est tout à fait normal d'avoir des pensées anxieuses concernant la douleur. Comme la douleur, ces pensées sont utilisées par le cerveau comme un moyen de vous protéger. Or, un cerveau en état d'alerte perçoit beaucoup de dangers, pouvant conduire à la présence d'un grand nombre de pensées anxieuses.

Ces pensées sont automatiques et vous viennent à l'esprit sans que vous puissiez les choisir. En revanche, vous pouvez choisir votre réponse à ces pensées. Si vous luttez fermement contre une pensée anxieuse, le cerveau l'interprétera comme une menace et continuera d'activer le système de la douleur et l'anxiété. De la même manière, si vous portez trop d'attention à cette pensée, si vous y croyez fermement et que vous en faites une vérité, vous lui donnez du pouvoir et vous renforcez la peur et le danger perçus par le cerveau.

Je vous invite donc à faire le choix d'accepter la présence de ces pensées anxieuses, sans leur accorder d'attention ou les alimenter par des ruminations mentales. Ainsi, par exemple, si vous avez la pensée anxieuse suivante : "J'ai certainement une maladie grave qui cause mes douleurs", je vous invite à la remarquer, à accepter sa présence et à la laisser repartir sans ruminer ni vous attarder dessus. Autrement dit, laissez ces pensées faire leur spectacle en arrière-plan pendant que vous vivez votre vie. Si vous montrez à votre cerveau que vous n'êtes plus préoccupé par ces pensées anxieuses et que vous ne les alimentez plus par des mécanismes de rumination mentale, il comprendra que vous êtes en sécurité avec ces pensées. Cela aura pour conséquence de diminuer la douleur et l'anxiété.

Retenez que les pensées anxieuses ne sont que des créations imaginaires de votre esprit, qu'elles ne sont pas vraies et qu'elles n'ont que le pouvoir que vous leur attribuez.

3) *Arrêter les recherches sur les potentielles maladies ou problèmes structurels qui pourraient causer vos douleurs*

Dans la lignée du paragraphe précédent, je vous invite également à interrompre les recherches, notamment sur internet, sur les potentielles maladies ou problèmes structurels qui pourraient causer vos douleurs. Ces recherches sont souvent des comportements mis en place en réponse à l'intensité de l'anxiété ou de la douleur que vous ressentez. Si elles sont compréhensibles et naturelles, ces recherches ne font qu'augmenter l'attention que vous accordez à la douleur et surtout, cela nourrit l'idée selon laquelle il existe bien une cause médicale ou structurelle à l'origine de vos douleurs. Par conséquent, la perception du danger par le cerveau augmente, ainsi que la douleur.

4) *Se défaire des mécanismes de compensation et arrêter de « contrôler » sa douleur*

Je pense que le fait de se défaire des mécanismes de compensation est un point clé quand il est question de se libérer de la douleur chronique neuroplastique. Lorsque l'on souffre, on met en place des comportements répétitifs (voire compulsifs) visant à calmer le plus rapidement possible la douleur ou l'anxiété. En voici quelques exemples :

- je m'étire plusieurs fois par jour ;
- je « fais craquer » mes vertèbres plusieurs fois par jour ;
- j'utilise des coussins à chaque fois que je m'assieds ;

À court terme, ces comportements permettent de diminuer l'anxiété liée à la douleur, voire la douleur elle-même. Toutefois, à long terme, ces mécanismes renforcent le message selon lequel il existe une menace et que votre corps est endommagé et, par conséquent, le niveau de danger perçu par le cerveau. Ainsi, ils nourrissent la douleur et lui permettent de se perpétuer. C'est pourquoi votre objectif doit être de les arrêter progressivement.

Mais qu'en est-il si, par exemple, vous aimez vous étirer et que vous n'utilisez pas l'étirement comme un mécanisme de compensation visant à diminuer la douleur ou l'anxiété ?

Dans ce cas, vous pouvez bien entendu continuer. Tout est une question d'intention et d'attitude. Si vous appréciez les étirements, alors vous ne faites que pratiquer une activité que vous aimez et c'est parfait. Mais si vous vous étirez plusieurs fois par jour uniquement dans le but de diminuer la douleur, car vous pensez que vos muscles en ont besoin, alors vous renforcez le message selon lequel votre corps est endommagé.

Pour savoir si vous pratiquez un mécanisme de compensation, posez-vous cette question :

« Est-ce que je ferais cette activité ou est-ce que j'aurais ce comportement (étirements, craquements, coussins) si je n'avais pas de douleur ? »

Si la réponse est non, alors vous êtes certainement en train de contrôler vos symptômes. Vous renforcez ainsi le niveau de danger perçu par le cerveau et, par conséquent, la douleur.

Si la réponse est oui, alors vous pouvez continuer, car ils ne sont pas utilisés en réponse à la douleur ou l'anxiété, mais résultent simplement d'un désir ou d'une envie.

Cette question a donc pour objectif de démasquer les mécanismes de compensation qui pourraient renforcer le message : « Ma douleur a une cause physique » et donc, maintenir le signal douloureux. Elle vous permettra de réajuster vos comportements au quotidien.

En période de douleur, vous pouvez ressentir un besoin impérieux d'utiliser un mécanisme de compensation et dans ce cas, y résister est difficile. Il peut alors être utile d'utiliser des techniques d'apaisement du système nerveux. Vous pouvez, par exemple, fermer les yeux et utiliser les messages de sécurité. Vous pouvez aussi utiliser le repérage somatique. Un autre moyen simple de s'apaiser consiste à prendre quelques respirations profondes ou à se relaxer quelques minutes. Si vous résistez à l'envie (pulsion) d'utiliser ces mécanismes de compensation, vous verrez que celle-ci diminuera progressivement. Bien entendu, lorsque ces comportements sont habituels, les arrêter fait peur et cela peut être difficile. Allez-y progressivement, avec bienveillance ; diminuez ces comportements petit à petit, jusqu'à pouvoir les arrêter.

5) Se défaire des mécanismes d'évitement et reprendre les activités quotidiennes

Pour enseigner au cerveau que vous êtes en sécurité, je vous propose également de reprendre les activités quotidiennes que vous évitez à cause de la douleur. Au cours de ma pratique, de nombreuses personnes m'ont indiqué qu'elles ne marchaient plus, ne conduisaient plus, ne restaient plus assises, ne se baissaient plus, ne portaient plus les courses, ne faisaient plus le ménage ou ne partaient plus en vacances à cause de la douleur. L'évitement est tout à fait normal et naturel quand on souffre. Toutefois, lorsque vous entrez dans des comportements d'évitement, vous envoyez la confirmation au cerveau qu'il a raison d'avoir peur, que votre corps se porte mal et vous laissez la douleur régir votre vie. Si vous souffrez de douleur neuroplastique, cette dernière résulte d'une fausse alarme ; il est donc possible de faire toutes vos activités quotidiennes sans craindre de vous blesser ou d'endommager votre corps. Durant ces activités, la présence de douleur n'est en effet qu'une réponse conditionnée. C'est le résultat d'un apprentissage du cerveau qui a associé ces activités à la notion de danger et qui déclenche la douleur. Je vous invite donc à réinstaurer ces activités, petit à petit et avec bienveillance, l'objectif étant de réapprendre au cerveau qu'elles ne sont pas dangereuses.

La perspective de refaire ces choses vous fera peur et c'est normal, mais comme vous l'aurez compris, affronter cette peur peut vous aider à diminuer vos douleurs. Pour calmer la peur, je vous invite à réintroduire ces activités lorsque votre douleur est d'intensité faible à modérée. Là aussi, il peut être utile d'utiliser des techniques d'apaisement du système nerveux. Vous pouvez, par exemple, utiliser des messages de sécurité avant, pendant et/ou après l'activité en question. Vous pouvez également faire un bref repérage somatique pendant l'activité. En vous exposant en sécurité et de façon répétée à une activité que vous évitiez, le cerveau comprendra que celle-ci n'est pas dangereuse ; il développera une nouvelle association, positive celle-là, et diminuera la douleur.

6) Reprendre les activités récréatives, écouter vos désirs et vivre votre vie

Au même titre que les activités du quotidien, il convient de reprendre les activités récréatives que vous aimez ou aimeriez pratiquer et que vous évitez à cause de la douleur. Pour cela, il existe une nouvelle question à vous poser :

« Qu'aimerais-je faire si je n'avais pas de douleurs ? »

Cette question est particulièrement importante, car elle vise à sonder vos désirs et vos envies. Les réponses à ces questions peuvent être variées. Vous avez peut-être le désir de faire de la course à pied, de la musculation, de la randonnée, de danser ou tout simplement de partir en vacances ou aller au restaurant. Imaginez toutes les choses que vous feriez sans votre douleur, pour pouvoir ensuite commencer à les pratiquer. Allez-y progressivement et avec bienveillance. Par exemple, si vous souhaitez pratiquer un sport, commencez par pratiquer sur une courte durée. La première fois, votre cerveau hypervigilant activera certainement le système de la douleur et vous ressentirez des douleurs pendant ou après la séance (douleur conditionnée). Ne vous inquiétez pas, au fur et à mesure des séances et des expositions, votre cerveau apprendra que le sport n'est pas dangereux et bientôt, vous pourrez pratiquer avec moins de peur et moins de douleur puis, à terme – je l'espère – sans peur ni douleur.

Pour diminuer la peur, je vous invite, là aussi, à réintroduire l'activité de votre choix lorsque votre douleur est d'intensité faible à modérée et à utiliser des techniques d'apaisement du système nerveux. Pour le sport, vous pouvez, par exemple, avant, pendant et/ou après la séance, fermer les yeux et envoyer des messages de sécurité à votre cerveau. Une fois la séance terminée, vous pouvez aussi utiliser le repérage somatique pour observer les sensations de vos muscles et les éventuelles courbatures. Enfin, avant la séance, vous pouvez utiliser des techniques de visualisation, en vous imaginant en train de pratiquer le sourire aux lèvres, profitant pleinement de l'instant.

Ce que je vous propose, c'est de ne plus laisser la douleur diriger votre quotidien et de reprendre la main sur votre vie. Je pense que c'est le moyen le plus efficace pour vous libérer de la douleur neuroplastique. Lorsque vous vivez votre vie comme vous l'entendez, votre cerveau comprend clairement que la douleur n'est pas une menace, ainsi que le message : « Je suis en sécurité et mon corps va bien ». Les douleurs peuvent alors diminuer, puis s'arrêter.

7) *Modifier ses croyances et ses anticipations*

Le cerveau est une machine de prédiction et, lorsqu'il se demande s'il va déclencher une douleur, il analyse la mémoire et l'anticipation. Prenons un exemple. Si vous avez souffert du dos les dix dernières fois où vous étiez en position assise alors, la fois suivante, vous anticiperez très certainement la douleur et le cerveau la déclenchera. C'est ainsi que le conditionnement

« position assise = douleur » se construit. Pour le déconstruire, il peut être utile d'anticiper que la prochaine fois que vous allez vous asseoir, il est possible que les douleurs ne surviennent pas. Pour cela, il vous suffit de vous ouvrir à cette possibilité. Par exemple, vous pouvez vous parler en utilisant des phrases du type : « Je pense que je n'aurai pas mal la prochaine fois que je vais m'asseoir ». Si vous couplez cette anticipation positive à une exposition répétée à la position assise, en sécurité alors, votre cerveau apprendra que cette position n'est pas dangereuse ; il créera une nouvelle association positive et diminuera la douleur.

8) Diminuer les contraintes sur lesquelles vous pouvez agir

Il existe de nombreuses contraintes sur lesquelles nous avons peu de contrôle, notamment celles inhérentes à la vie en société et auxquelles nous pouvons difficilement échapper, comme les contraintes financières. Mais il existe aussi toutes les contraintes que nous nous imposons. Ces contraintes sont parfois en lien avec la douleur. En voici quelques exemples :

- faire attention à marcher quotidiennement ;
- faire attention à manger sainement à tous les repas ;
- aller à la salle de sport très régulièrement ;
- s'interdire de boire un verre d'alcool.

Plus généralement, les contraintes que vous vous imposez sont toutes les choses que vous n'avez pas envie de faire, mais que vous faites tout de même ; ou que vous désirez faire, mais que vous vous interdisez. Cela dans le but d'être une bonne personne ou de répondre aux exigences de la société ou simplement, car vous pensez que cela aura un effet positif sur la diminution de vos douleurs. Je tiens à souligner que, encore une fois, tout est question d'intention, d'envie et de désir. De nombreuses personnes prennent du plaisir à manger sainement ou à aller à la salle de sport tous les jours. Dans ce cas, nous ne parlons pas de contraintes. Ce paragraphe s'adresse à toutes les personnes qui font ces choses sans en avoir envie, en perdant la notion de plaisir. Pour ces personnes, le travail consistera à diminuer ces contraintes. Bien sûr, il convient de trouver un équilibre pour diminuer votre charge mentale, tout en continuant à prendre soin de vous. Trop de contraintes et de charges peuvent augmenter l'état d'alerte du cerveau, tandis que leur diminution aura pour effet de le diminuer et donc, de réduire les douleurs.

J'ai pu observer cela plusieurs fois au cours de ma pratique. J'ai notamment souvenir d'un homme qui m'avait consulté pour une douleur au dos persistante depuis plus de huit ans. Après plusieurs séances, nous avions fait le tour des points principaux de la thérapie, mais la douleur ne semblait pas évoluer. Au cours d'un entretien, nous avons discuté des contraintes qu'il s'imposait pour diminuer la douleur. Il marchait tous les jours, mangeait sainement, faisait du sport régulièrement. La pratique du repérage somatique ou des messages de sécurité était également devenue une contrainte pour lui. Je lui ai donc proposé de tout laisser tomber et d'essayer de vivre sa vie comme il l'entendait. Nous nous sommes revus trois semaines après et il m'a annoncé qu'il n'avait quasiment pas eu de douleurs durant cette période. Nous avons continué nos entretiens, de sorte qu'il puisse continuer à diminuer les contraintes et se rapprocher de ses désirs. Après quelques mois, sa douleur avait totalement disparu et n'est jamais revenue depuis. Selon moi, le travail réalisé par cet homme sur les contraintes qu'il s'imposait a été un point clé de sa guérison.

9) Ne plus s'identifier à la douleur

Quand la douleur chronique est présente depuis longtemps, il n'est pas rare d'en faire une identité et de croire qu'elle fait partie de vous. Toutefois, les douleurs ne sont qu'une expérience, un état. En d'autres termes, elles ne sont pas vous. Une partie du travail consiste donc à ne plus faire de vos douleurs une identité. Je vous invite à parler de moins en moins de douleur, mais de plus en plus d'inconfort ou de sensation, à mettre de côté les étiquettes médicales que l'on a pu vous donner et qui vous freinent pour aller mieux. Progressivement, la douleur ne doit plus être le point central autour duquel votre vie gravite. Choisissez de moins en parler au quotidien, de ne plus en faire un problème à régler, de recentrer vos discussions sur votre vie et celles de vos proches. Plus généralement, je vous invite à vous ouvrir à la possibilité de vivre sans douleurs et à les laisser s'en aller.

VII. Liste synthétique des éléments à mettre en œuvre pour vous libérer de la douleur chronique

Voici une liste récapitulative des éléments à mettre en œuvre pour vous libérer de la douleur chronique. Cette liste vous indique l'état d'esprit que vous devez atteindre. Je vous invite à voir cette liste comme un moyen d'identifier les points sur lesquels vous avez progressé et ceux sur lesquels il reste une marge. Si vous avez l'impression de stagner sur certains aspects et de ne plus réussir à avancer seul, je vous invite à vous rapprocher d'un spécialiste de la thérapie de reconditionnement de la douleur.

☐ Comprendre clairement le mécanisme de la douleur neuroplastique.
☐ Comprendre que votre douleur résulte purement et simplement d'une fausse alarme déclenchée par le cerveau.

- ☐ Devenir certain de l'origine neuroplastique de vos douleurs et vous libérer progressivement des doutes résiduels.
- ☐ Déconstruire les fausses croyances selon lesquelles votre douleur a une cause liée au corps.
- ☐ Arrêter les ruminations mentales concernant la douleur.
- ☐ Arrêter de faire des recherches (notamment sur internet) sur les potentielles maladies ou problèmes structurels qui pourraient causer vos douleurs.
- ☐ Arrêter de surveiller la douleur, de vérifier si elle est présente ou non.
- ☐ Ne plus craindre la douleur ou lui accorder une attention excessive.
- ☐ Ne plus voir la douleur comme un problème à régler, une chose dont il faut vous débarrasser.
- ☐ Ne plus vous préoccuper de savoir si les symptômes diminuent, mais se concentrer sur l'intention en vous détachant du résultat.
- ☐ Utiliser les messages de sécurité ou le repérage somatique avec la bonne intention.
- ☐ Stopper progressivement les mécanismes d'évitement et de compensation.
- ☐ Prioriser la vie à la douleur : apprendre à vivre, que les douleurs soient présentes ou non.
- ☐ Identifier, accepter et ressentir toutes vos émotions, sans en faire une obsession.
- ☐ Accepter l'anxiété, mais ne pas la nourrir par des ruminations mentales, une attention excessive, des mécanismes d'évitement ou de compensation.
- ☐ Respecter vos besoins et apprendre à y répondre.
- ☐ Respecter vos limites et apprendre à les poser.
- ☐ Prendre soin de vous, être bienveillant envers vous-même.
- ☐ Croire en vous et en votre capacité à vous libérer de la douleur chronique.

CHAPITRE 5

Mettre en place le travail thérapeutique au quotidien

I. Résumé des cinq axes à explorer au quotidien pour développer un sentiment de sécurité et se libérer de la douleur chronique

Les éléments développés dans le chapitre précédent peuvent être reformulés en cinq axes principaux à explorer[19]. Cette reformulation a pour but de vous aider à mettre en pratique ces éléments au quotidien.

1) Comprendre clairement les mécanismes en jeu

Votre objectif est de sortir de la peur et des croyances selon lesquelles le corps ou le cerveau dysfonctionnent. Le corps n'est pas endommagé et le cerveau fonctionne parfaitement. La douleur neuroplastique est simplement une fausse alarme, ce qui signifie qu'il n'y a rien à guérir ou à régler. La douleur neuroplastique peut donc être résumée ainsi : c'est le cerveau qui opère

---

[19] https://www.youtube.com/@PainFreeYou ; Dan Buglio

sur la base d'informations fausses (« j'ai un problème physique ou une maladie qui cause la douleur ») et de la peur. En réponse à ce danger perçu, le cerveau crée des symptômes comme la douleur. Ainsi, le travail consiste simplement à donner au cerveau des informations vraies (« je n'ai pas de problème physique, la cause de mes douleurs est une fausse alarme du cerveau ») et de la sécurité. En réponse, le cerveau mettra fin aux symptômes.

2) Se sentir en sécurité avec ses sensations et ses symptômes

La manière dont vous répondez à vos symptômes est l'élément principal qui déterminera s'ils se maintiennent ou disparaissent. Je vous invite donc à y répondre calmement et à mettre en place la bonne intention : « Puisque la douleur que je ressens est simplement une fausse alarme, je n'ai pas à m'en préoccuper, je peux vivre ma vie ». Si besoin, vous pouvez utiliser les messages de sécurité ou le repérage somatique pour diminuer la peur et le niveau de danger perçu par votre cerveau. Essayez également de pratiquer « l'indifférence », de rediriger votre attention vers votre quotidien et votre vie.

Si vous acceptez vos symptômes, si vous y répondez calmement et que vous ne leur accordez pas d'attention excessive, le cerveau ne les interprétera plus comme une menace et désactivera le système de la douleur.

3) Se sentir en sécurité avec ses émotions

Se sentir en sécurité avec ses émotions, c'est s'autoriser à les ressentir sans peur ni jugement, même les émotions difficiles. Nous sommes des créatures émotionnelles et il est normal de ressentir plusieurs émotions difficiles au cours d'une même journée ou d'une même semaine. Identifiez l'émotion, acceptez-la et ressentez-la dans votre corps, puis retournez à votre quotidien. Ne vous jugez pas pour avoir ressenti cette émotion, elle ne fait pas de vous une mauvaise personne. Ne vous attachez pas non plus aux éventuelles ruminations mentales qui l'alimentent. Si besoin, utilisez des messages de sécurité ou un repérage somatique émotionnel. En vous libérant de la peur et en augmentant votre niveau de sécurité émotionnel, la fréquence et l'intensité des émotions difficiles diminueront, au même titre que la douleur.

4) Se sentir en sécurité avec ses pensées

Se sentir en sécurité avec ses pensées, c'est s'autoriser toutes les pensées et ne pas lutter contre les pensées qui vous mettent mal à l'aise. Il est normal d'avoir plusieurs pensées difficiles au cours d'une même journée ou d'une même semaine. Laissez-les venir, puis repartir, comme les émotions. Rappelez-vous que les pensées n'ont de pouvoir que celui que vous leur donnez. Alors, ne donnez pas de pouvoir aux pensées anxieuses. Soyez-en conscient, acceptez-les, mais ne les alimentez pas par des mécanismes de rumination mentale. Si besoin, là aussi, utilisez des messages de sécurité. En vous libérant de la peur et en augmentant le niveau de sécurité mentale, la douleur diminuera, avec les pensées anxieuses.

5) Agir comme quelqu'un qui se sent en sécurité

Agir au quotidien comme quelqu'un qui se sent en sécurité signifie recentrer son attention sur sa vie et ses désirs. L'objectif est que la douleur ne dirige plus votre vie, mais que *vous* repreniez le contrôle. Vivre votre vie de manière inconditionnelle est le moyen le plus efficace de montrer à votre cerveau que la douleur n'est pas une menace et de vous libérer définitivement de la douleur chronique.

En explorant ces cinq axes, il est possible d'augmenter considérablement le niveau de sécurité perçu par le cerveau. Or, si le cerveau perçoit clairement que vous êtes en sécurité, il mettra fin à la douleur.

II. Réagir à la douleur au quotidien

1) Processus à mettre en place quand un symptôme apparaît ou s'intensifie

Quand la douleur arrive ou s'intensifie, je vous invite à réagir selon le processus suivant.

Étape 1 : acceptez pleinement la douleur et réagissez-y calmement. Rappelez-vous que la douleur est juste une sensation créée par le cerveau, une fausse alarme (il n'y a pas le feu à la maison !) Elle est temporaire et finira par s'arrêter. Utilisez les messages de sécurité si besoin.

Étape 2 (optionnelle) : vous pouvez observer les sensations douloureuses d'intensité faible à modérée à l'aide d'un court repérage somatique, en veillant à garder la bonne intention.

Étape 3 : ensuite, je vous invite à retourner à votre quotidien et à laisser cette fausse alarme faire son spectacle en arrière-plan. Tout ira bien, vous pouvez vivre votre vie.

Faites de cette réponse à la douleur une nouvelle habitude. À mesure que vous répétez cette réponse, le cerveau finira par ne plus percevoir la douleur comme une menace et y mettra fin.

2) Processus à mettre en place en cas de crise de douleur intense

Lors de votre parcours, la douleur pourra parfois revenir avec intensité. La peur sera alors prédominante et votre cerveau en alerte maximale. Il vous faudra toutefois résister à la panique et l'inquiétude pour éviter que la crise perdure.

Voici une liste des choses que vous pouvez faire pendant ces périodes :

– Garder le bon état d'esprit, essayer de ne pas vous inquiéter et réagir calmement malgré l'intensité de la douleur.
– Utiliser les messages de sécurité. Rappelez-vous que cette crise est temporaire et que tous les orages finissent par passer. Rappelez-vous que vous êtes capable de faire face à cette douleur intense.
– Vous autoriser tout ce qui soulage votre douleur, comme les médicaments (prescrits par votre médecin), la sieste, le chaud, le froid, les massages, les étirements, etc.
– Vous autoriser à vous changer les idées, par exemple, en lisant un livre, en regardant un film ou en utilisant votre smartphone.

En période de douleur intense, le cerveau est en alerte maximale et il sera difficile de vous exposer à la douleur en sécurité. Il est donc déconseillé de pratiquer le repérage somatique pendant ces crises. De la même manière, il est déconseillé de vous exposer à des positions, mouvements ou activités sources de douleurs. Durant tout votre travail, l'exposition se fera de préférence dans des périodes ou la douleur est d'intensité faible à modérée.

Votre réaction en cas de crise de douleur est donc particulièrement importante. Plus vous répondrez calmement et garderez le bon état d'esprit durant ces crises, plus la durée et la fréquence de ces dernières diminueront.

CHAPITRE 6

Je réponds à vos questions

I. J'ai des douleurs pour lesquelles une cause physique a été trouvée, puis-je quand même appliquer les concepts proposés dans ce livre ?

À cette question, je répondrai : « Vous n'avez rien à perdre à essayer ! » Si vos douleurs sont clairement d'origine physique, vous recherchez peut-être des moyens de gérer votre douleur et les concepts développés dans ce livre pourront peut-être vous y aider. Par ailleurs, les différents types de douleurs ne sont pas exclusifs et une personne souffrant de douleurs dont la cause est physique et structurelle peut également souffrir de douleurs neuroplastiques. Au cours de ma pratique, j'ai vu de nombreuses personnes se libérer de la douleur chronique, bien qu'une cause physique ait été identifiée. Il faut garder en tête que le corps est capable de guérison et que la majorité des blessures finissent par guérir. Si une cause physique peut avoir déclenché une douleur dans le passé, il est possible que la douleur soit maintenue par d'autres mécanismes dans le présent, à savoir des mécanismes neuroplastiques.

II. Dois-je continuer la kinésithérapie, l'ostéopathie et les thérapies manuelles ?

Pour se libérer de la douleur neuroplastique, votre cerveau doit être convaincu qu'il n'existe pas de menace physique et que vos douleurs ne sont que le résultat d'une fausse alarme. Lorsque vous allez chez le kinésithérapeute ou l'ostéopathe régulièrement, la perception du cerveau penchera très probablement vers l'existence d'un problème au niveau du corps, une forme de danger. Bien sûr, si l'intention est bonne, il est possible de continuer ces thérapies dans un premier temps. Vous pouvez, par exemple, continuer à aller chez le kinésithérapeute pour regagner confiance en vos capacités physiques et reconditionner votre cerveau au mouvement. Puis, il sera préférable, une fois la confiance suffisante, de réduire, puis d'arrêter ces thérapies. Pour les personnes qui me consultent et qui ont intégré que leur douleur est neuroplastique, cette étape se fait naturellement. Après un certain temps, elles ne voient plus l'intérêt de continuer ces thérapies, car elles vont mieux et n'en ressentent plus le besoin. L'utilisation des thérapies manuelles comme moyen de vous libérer de la douleur chronique maintiendra inévitablement la perception du cerveau selon laquelle il existe une menace au niveau du corps ; c'est pourquoi l'arrêt progressif est fortement conseillé pour se libérer totalement de la douleur chronique neuroplastique.

III. Puis-je appliquer les concepts de ce livre à d'autres symptômes, tels que l'anxiété ?

Comme je l'ai expliqué un peu plus haut, les symptômes résultant d'un cerveau en état d'alerte peuvent être multiples. Le travail proposé dans ce livre s'applique donc à l'ensemble de ces symptômes. Je pense, par exemple, à la fatigue chronique et à l'anxiété chronique, deux symptômes que l'on retrouve régulièrement chez les personnes souffrant de douleurs neuroplastiques. Le travail sur l'anxiété est identique à celui sur la douleur chronique. Le meilleur moyen de vous en libérer est de répondre calmement aux symptômes anxieux, sans les nourrir ou leur accorder une attention excessive. Vous n'avez pas de contrôle sur les pensées anxieuses qui viennent automatiquement à votre esprit, mais vous contrôlez votre réponse à ces pensées. Faites le choix d'accepter ces pensées sans leur donner d'attention, sans les alimenter par des ruminations mentales, des mécanismes de compensation ou d'évitement. Si vous montrez à votre cerveau que vous n'êtes plus préoccupé par l'anxiété, que vous vivez votre vie malgré sa présence, il comprendra que vous êtes en sécurité et y mettra fin, comme il le ferait pour la douleur.

IV. Dois-je engager un travail psychothérapeutique de fond pour aller mieux ?

Je ne pense pas qu'il existe de réponse universelle à cette question. Cela dépend de chaque personne, de son vécu et de ses besoins. Je ne considère donc pas la psychothérapie comme absolument nécessaire pour les personnes souffrant de douleurs chroniques. Au cours de mes consultations, j'ai pu observer de nombreuses personnes se libérer totalement de la douleur chronique sans engager un travail émotionnel de fond. Toutefois, la psychothérapie peut être utile et complémentaire au travail proposé dans ce livre, notamment pour les personnes ressentant le besoin de faire le point sur leurs difficultés ; pour donner du sens à leur histoire ou leurs symptômes ; pour exprimer leurs émotions ou simplement, pour apprendre à se connaître. Pour certaines personnes, elle sera même d'une aide précieuse.

La seule mise en garde que je ferais concernant le travail psychothérapeutique est que, s'il dure trop longtemps, il peut perpétuer la perception de danger par le cerveau. Dans ce cas, la menace n'est pas d'ordre physique, mais psychologique et le travail sur soi tend à maintenir la perception du cerveau selon laquelle il y a un toujours un problème à régler, cette fois d'ordre émotionnel.

CHAPITRE 7

Vous aussi, vous pouvez le faire !

Au cours de ma pratique, j'ai pu observer qu'il n'existait pas de manière universelle d'appliquer l'approche proposée dans ce livre. Chaque chemin est différent. Certaines personnes auront des facilités à parler à leur cerveau pour lui transmettre un sentiment de sécurité, d'autres préféreront le travail somatique. Certaines personnes auront besoin de la pratique émotionnelle, d'autres non. Je vous propose de construire votre propre chemin. Soyez curieux de découvrir ce qui fonctionne le mieux pour vous. Envisagez ce travail comme un moyen de vous connaître, de découvrir comment fonctionne votre cerveau et de changer. Vous ne réussirez peut-être pas du premier coup, mais vous avancerez pas à pas. Se libérer de la douleur chronique n'est pas un chemin linéaire. C'est une aventure au cours de laquelle vous oscillerez certainement entre des périodes où l'intention est bonne et où les symptômes s'arrêtent, et des périodes où la peur reprend le pouvoir et où les symptômes s'intensifient. Votre cerveau ayant pour habitude de prendre l'autoroute de la peur et de la douleur, il tentera régulièrement de retourner dans cette voie familière. Toutefois, gardez à l'esprit que si votre cerveau est capable de ne pas déclencher la douleur pendant plusieurs heures, jours ou semaines, alors il peut y mettre fin définitivement.

Selon moi, il n'existe pas de lien entre la durée de votre douleur chronique et le temps qu'il vous faudra pour aller mieux. J'ai vu des personnes souffrant de fibromyalgie depuis plus de 25 ans se libérer de la douleur en quelques séances. Au contraire, j'ai vu des personnes ayant des douleurs chroniques depuis moins d'un an éprouver beaucoup de difficultés à se libérer de la peur. C'est la capacité de chacun à mettre la bonne intention, à se libérer de la peur et à modifier ses comportements qui sera déterminante. En cas de difficultés, il peut être intéressant de se faire accompagner par un thérapeute spécialiste de ce type d'approche qui, lui, sera capable de pointer du doigt vos mécanismes de défense pour vous aider à avancer.

Ayez de l'espoir ! Au cours des dernières années, j'ai eu le privilège d'assister à des choses exceptionnelles. J'ai vu des personnes qui, après avoir compris les concepts de la douleur neuroplastique et la notion de fausse alarme, ont pu se libérer de la peur et recommencer à vivre normalement si rapidement que les douleurs ont disparu en quelques semaines. Bien entendu, pour certaines personnes, le chemin pour arriver à se libérer de la peur et de la douleur sera plus long. Toutefois, je reste persuadé que toute personne souffrant de douleur neuroplastique peut se libérer de la douleur chronique en appliquant une approche corps-esprit. Soyez donc certain de la possibilité de vous libérer de la douleur, sans vous donner une date butoir ni vous mettre la pression, car cela ne ferait qu'accentuer la perception de la douleur comme une menace par le cerveau. Ne soyez pas perfectionniste dans votre guérison. L'objectif est de vous libérer de la douleur chronique, pas de faire de vous un robot. Vous êtes humain et il vous arrivera peut-être d'avoir des douleurs neuroplastiques de temps à autre. Si cela arrive, n'essayez pas de vous en débarrasser à tout prix, gardez la bonne intention et ces symptômes repartiront aussi vite qu'ils sont revenus. Il arrive que certaines personnes que j'accompagne, dont la douleur chronique a presque disparu, me disent qu'elles réagissent avec amusement aux périodes où la douleur revient et passent tout de suite à autre chose. C'est cela, se sentir en sécurité avec la douleur ; c'est s'amuser de cette fausse alarme sans s'en préoccuper et reprendre sa vie.

Pour conclure sur une note d'espoir, voici quelques témoignages des personnes que j'ai accompagnées ces dernières années, reproduits tels qu'ils sont visibles sur ma fiche d'établissement Google.

Victor : « *Je souffrais de douleurs chroniques au dos depuis 8 ans, et après une dizaine de mois de suivi avec Carl, je ne ressens plus aucune douleur pour mon dos. Très à l'écoute et compétent, je le recommande vivement !* »

Cédric : « *19 ans de galère à chercher une solution chez divers spécialistes à mon problème de santé très peu répandu. Et il a suffi de deux séances avec Carl Tétillon pour que ce problème soit réglé ! Pour moi, c'est presque un miracle et ça vaut toutes les victoires aux J.O. 2024 cumulées !* »

Martin : « *Je souffrais d'une hernie discale depuis plus d'un an. J'ai eu 8 mois de douleurs intenses puis après ça, j'avais des hauts et des bas un peu incompréhensibles. J'ai contacté Mr Carl Tetillon un soir où j'étais en pleine crise car on m'avait conseillé de me tourner vers cette solution peu connue du traitement des douleurs chroniques. Après la première séance, le changement a été radical. Je me suis plongé dans la technique et le processus indiqué par Carl et ça a complètement changé mon point de vue sur la douleur et ses conséquences. Je conseil à ceux qui ne s'en sortent pas avec leurs* douleurs de contacter Carl, ça vaut vraiment le coup d'essayer. La première séance permet de savoir si le traitement nous parle ou non. Pour moi, ça à marcher. »

Julio : « Carl m'a littéralement sauvé, sa connaissance approfondie du sujet de la douleur m'a permis de soulager les miennes en moins de 48h suite à notre conversation. Je vous souhaite toutes et tous la même chose ! »

Julie : « Carl a été d'une grande aide dans un moment où peu de professionnel m'ont apporté des réponses quant à mes douleurs chronique. Il est très à l'écoute, professionnel et maîtrise parfaitement son sujet. Cela fait quelques mois déjà que j'ai commencé des séances et je vois une nette évolution dans mes douleurs, mes peurs et dans mon quotidien. quel soulagement! Il m'a permis d'apprendre énormément de chose à ce sujet et d'appliquer des outils très efficace ! Je vous remercie sincèrement pour la qualité de votre travail. »

Alexandre : « Carl a été un déclencheur pour moi. J'ai commencé à visionner ses vidéos qui m'ont tout de suite parlées et ouvert les yeux sur la douleur chronique. Ensuite, les explications de Carl m'ont permis d'y voir plus clair. De plus, sa bienveillance et son soutien sont réellement une aide. Le travail est encore en cours mais je suis passé d'un état où je ne pouvais pas marcher plus de 30min à traverser des pays à pied. Si vous souffrez de douleurs chroniques, n'hésitez pas à consulter. »

Nicolas : « Carl m'a accompagné avec beaucoup de professionnalisme, de pédagogie et de bienveillance dans cette approche complètement novatrice et 100% naturelle. Après quelques séances seulement, le résultat était déjà très positif. Je dispose maintenant de toute la compréhension et les outils nécessaires pour en finir avec des douleurs chroniques qui me pourrissaient la vie depuis de nombreuses années. »

Léo : « *Souffrant de la maladie de Lyme depuis 2014, avec de nombreux symptômes très invalidants (épuisement, douleurs, troubles digestifs, insomnies, migraines, anxiété et crises d'angoisse…), j'ai essayé de multiples approches pour me soigner, souvent sans succès.*

À partir de 2020, grâce à un traitement très complet à base de plantes médicinales, j'ai pu sortir la tête de l'eau et retrouver une partie de mes capacités.

Puis, fin 2023, j'ai découvert l'approche neuroplastique, et grâce à l'accompagnement doux, pragmatique et pertinent de Carl, j'ai pu faire un énorme bon en avant. J'ai appris à accueillir différemment mes symptômes, à remettre la vie et la joie au centre, à dépasser progressivement les limites dans lesquelles la maladie m'avait enfermé. En particulier, le sport a été un moteur formidable pour reprendre confiance dans la vitalité de mon corps.

Aujourd'hui, je suis capable de (re)faire bien des choses qui avant m'auraient parues impossibles. Les symptômes n'ont pas disparu, mais ils passent petit à petit à l'arrière-plan, et ne sont plus un obstacle à vivre pleinement et joyeusement ma vie. Carl, merci de tout mon cœur d'avoir été là pour moi. »

Eve : « *Je tenais à faire le témoignage. Depuis 2 ans je souffrais de douleur au ventre non-stop. Grâce à la méthode de Carl je suis libérée de mes douleurs. Je revie. Je ne le remercierai jamais assez de m'avoir libérer. Ayez confiance en sa méthode elle fonctionne. Encore un grand merci pour votre soutien vos conseils. »*

Je vous invite à croire en vous ! Si tant d'autres ont réussi, vous pouvez le faire, vous aussi.

Ressources utiles supplémentaires

Mon site internet : **https://www.douleur-chronique.net/**

Avis et témoignages des personnes que j'ai accompagnées sur ma fiche d'établissement Google et mon site internet.

Déjouer la douleur chronique ; Alan Gordon ; 2024

Bibliographie

Formation à la thérapie de reconditionnement de la douleur (*PRT certification training*, Pain Psychology Center of Los Angeles).

Ashar Y.K. et al ; *Effect of pain reprocessing therapy vs Placebo and usual care for patients with chronic back pain, a randomized clinical trial* ; 2021, JAMA Psychiatry.

Maureen C Jensen et al, *Magnetic resonance imaging of the lumbar spine in people without back pain* ; The New England Journal of Medicine; 1994, Vol 331, no2

Cheung KM, et al ; *Prevalence and pattern of lumbar magnetic resonance imaging changes in a population study of one thousand forty three individuals.* Spine (Phila Pa 1976), 2009 Apr 20 ; 34 (9) : 934-40

Takatalo J, et al ; *Prevalence of degenerative imaging findings in lumbar magnetic resonance imaging among young adults*, Spine (Phila Pa 1976), 2009 Jul 15 ; 34 (16) 716-21

Fear of Pain as a Prognostic Factor in Chronic Pain: Conceptual Models, Assessment, and Treatment Implications ; Curr Pain Headache Rep. 2010 April ; 14(2) : 88–95.

Castro et al. ; *No stress-no whiplash?* International journal of legal medicine 114, no 6 (2001) : 316-322

Fisher JP, Hassan DT, O'Connor N. Minerva. BMJ. 1995 Jan 7 ; 310(70)

Le meilleur antidouleur c'est votre cerveau ; John Sarno; 2015

The way out ; Alan Gordon ; 2021

iasp-pain/org

https://www.douleur-chronique.net/

http://www.youtube.com/@carltetillon-douleurchronique

https://www.youtube.com/@PainFreeYou ; Dan Buglio

https://www.tmswiki.org/ppd/Medical_Evidence

Remerciements

A Gaëlle et Adèle,
Pour l'amour et la joie qu'elles m'apportent chaque jour.

A Joachim,
Pour l'aide précieuse qu'il m'a apportée ces dernières années.

A toutes les personnes que j'ai accompagnées,
Pour leur confiance et l'expérience que j'ai acquis auprès d'eux.

www.ingramcontent.com/pod-product-compliance
Lightning Source LLC
Chambersburg PA
CBHW061246140726
47998CB00006B/2110